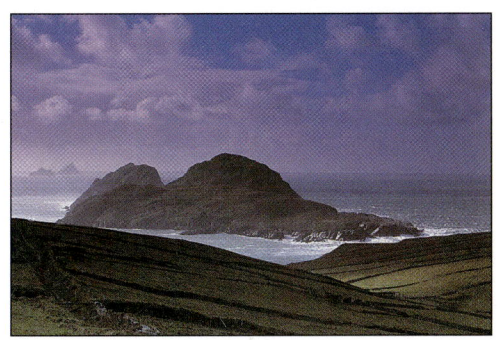

Vital und lebensfroh
Yoga mit
Kareen Zebroff

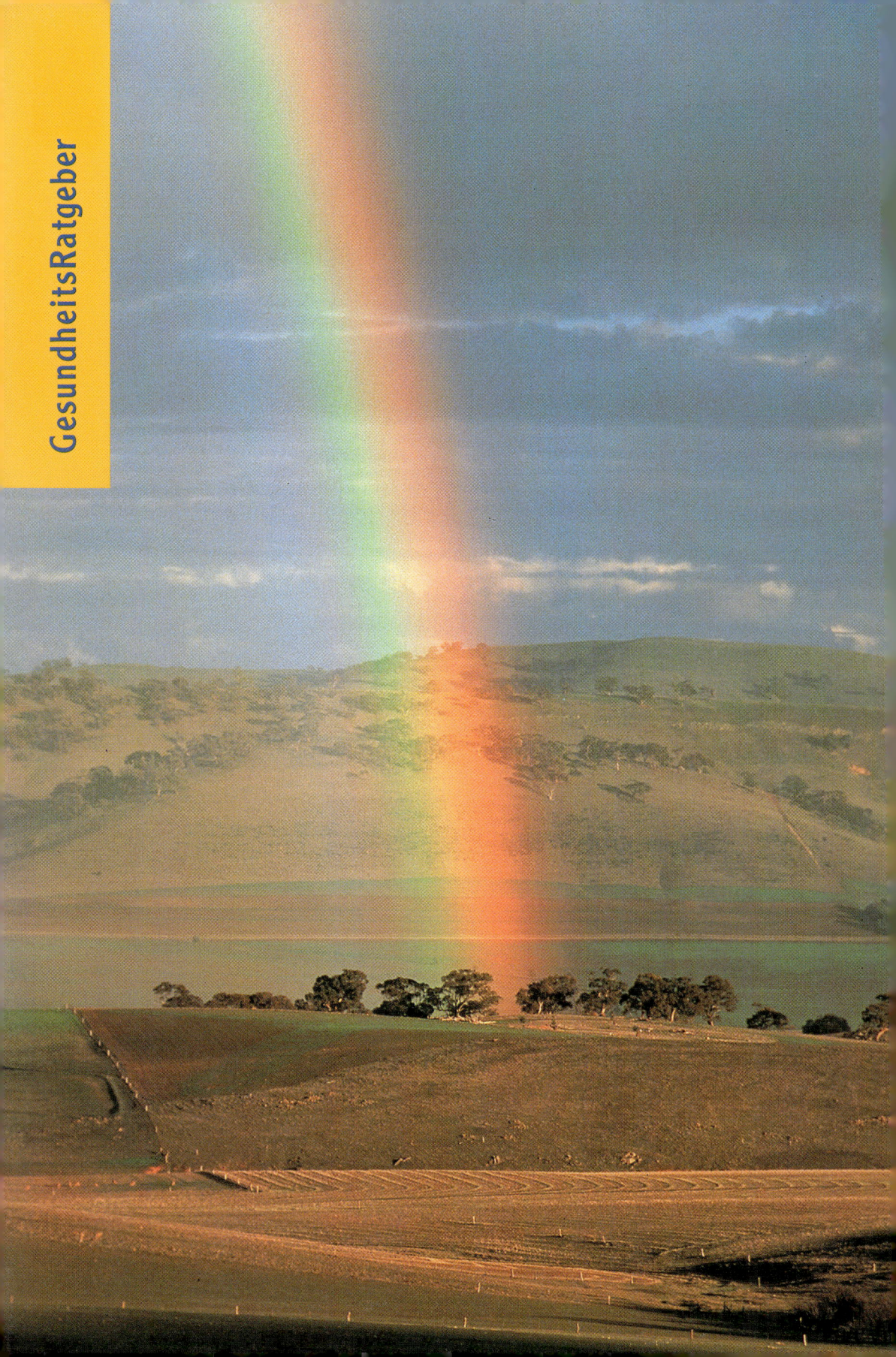

Kareen Zebroff

Vital und lebensfroh
Yoga mit
Kareen Zebroff

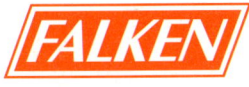

Inhalt

Einleitung

Was ist Yoga eigentlich?

Wenn Sie schon länger Yoga machen, werden Sie bemerkt haben, dass Yoga viele Möglichkeiten umfasst, die sich Ihnen nach und nach wie von selbst erschließen. Vielleicht haben Sie sich ja bereits mit Meditation beschäftigt und die innere Freude und wunderbare Ruhe erfahren, die sie vermittelt. Oder durch Ihr neues Körperbewusstsein wurde Ihr Interesse auf natürliche Ernährung gelenkt.

Was auch immer anfangs Ihr Ziel war, Sie werden bemerkt haben, dass sich im Laufe der Zeit zahlreiche andere Wege eröffnet haben. Wenn es Ihnen vor allem um Ihre Schönheit ging, so werden sich vielleicht gesundheitliche Probleme gebessert haben – plötzlich war die Schleimbeutelentzündung, um deren Ausheilung Sie sich nicht mehr besonders bemüht hatten, verschwunden.

Oder Sie entdeckten, während Sie lästige Pfunde verloren, in sich eine schier grenzenlose Energie. Da Yoga Körper, Geist und Seele verbindet, fördern Sie mit allem, was Sie für Ihre physische Gesundheit tun, auch das psychische Wohlbefinden; Sie haben mehr Energie, eine positivere Lebenseinstellung und eine entspannte, ausgeglichene Geisteshaltung.

Die Beugungen und Streckungen der Wirbelsäule wirken nicht nur wie eine verjüngende Massage, sie verbessern auch die Durchblutung des Rückenmarks, was wiederum das Zentralnervensystem günstig beeinflusst. Die Yogis glauben, dass unser geistiges und seelisches Wohlbefinden eng mit der Wirbelsäule verbunden ist. Die so genannten Umkehrstellungen sind ein wahres Allheilmittel, dessen Vorzüge ich hier gar nicht alle aufzählen kann. Dadurch, dass sie den Erdanziehungskräften entgegenwirken, entlasten Sie verengte Blutgefäße in bestimmten Körperregionen und verbessern die Blutzirkulation in Bereichen, die normalerweise nicht so gut durchblutet werden.

Ich habe dieses Buch geschrieben, um Sie sanft zu mehr Entspannung hinzuführen, damit Sie die in Ihnen schlummernden Kräfte aktivieren können und ein Stück vorankommen auf dem Königsweg der Selbsterkenntnis. Wenn Sie sich noch nie oder erst wenig mit Yoga befasst haben und die beschriebenen Übungen trotzdem als nicht allzu schwierig empfinden, wenn Ihnen beispielsweise schon beim ersten Versuch ein perfekter Lotussitz gelingt – seien Sie nicht selbstgefällig. Sie haben vielleicht besonders bewegliche Hüftgelenke. Wie gelenkig Sie in Wirklichkeit sind, können Sie allenfalls testen, indem Sie versuchen, mit der Stirn Ihre Knie zu berühren. Dieses Ziel werden Sie nur durch langsames, aber stetiges Üben erreichen, wobei Sie durch Dehnungen Spannungen abbauen, „eingerostete" Gelenke schmieren und das müde Blut mit Sauerstoff anreichern.

Menschen jeder Altersstufe – auch ältere – können mit Yoga beginnen und bemerkenswerte Erfolge erzielen. Man nimmt Yoga nicht „in Angriff", man „nimmt es in sich auf". Die Kunst und Wissenschaft des Yoga ist 5000 Jahre alt und wurde entwickelt, um die Anlagen eines jeden Individuums zu erkennen und voll zu entfalten. Yoga ist auf den Einzelnen bezogen, persönlichkeitsfördernd, aber niemals in Konkurrenz zu anderen.

Die Yogaübungen sollen die natürliche Schönheit und die natürliche Kraft Ihres Körpers langsam zu Tage bringen, ohne dabei den Körper zu überlasten. Mit Yoga erreichen Sie Anmut, Gleichgewicht und Gelassenheit. Man begibt sich langsam in eine Haltung hinein, bleibt darin, solange man es als angenehm empfindet, löst danach langsam die Position wieder auf und entspannt anschließend, ruhig in den Bauch atmend. Der Fortgeschrittene hält die Position länger und muss sie nur einmal ausführen. Aus dem Gefängnis verspannter Muskeln und Gelenke wird eine enorme Energie freigesetzt, wenn diese erst einmal erwärmt und gedehnt wurden. Yoga ist ein Zaubermittel in unserer allzu schnellen „Hier-und-jetzt"-Gesellschaft. Anstatt eine Pille einzuwerfen, die Sie von Kopfschmerzen, Halsschmerzen oder einer Magenverstimmung befreit, behandeln Sie sich lieber mit Yoga! Entspannen Sie durch eine Rumpfbeuge im Stehen Ihren schmerzenden Kopf. Machen Sie den Brustexpander, um Ihre verspannten Schultern zu lockern, oder üben Sie die Antimeteorismus-Haltung gegen Blähungen. Wenn Sie unglücklich sind, probieren Sie es mit der Tiefatmung, anstatt nur vor Verzweiflung zu schluchzen.

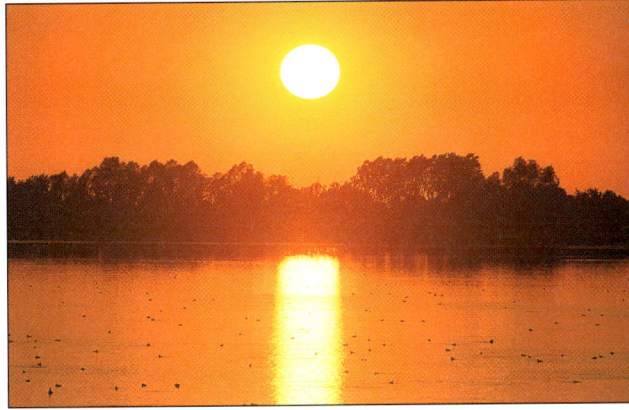

Meine persönlichen Erfahrungen mit Yoga sind eng verbunden mit den zugleich anregenden und beruhigenden Atemübungen. Niemand glaubt mir heute mehr, dass ich einmal Übergewicht hatte, depressiv und hypochondrisch war. Mit Hilfe der Wechselseitigen Nasenatmung konnte ich mich von meinem „Müde-Hausfrauen-Syndrom" befreien. Mit der Kerze habe ich mein Übergewicht bekämpft, und mit dem Dreieck und ähnlichen Haltungen habe ich mich von Kopf bis Fuß fit gemacht. Von den drei Hauptgebieten des Hatha-Yoga: der Körperreinigung, den Körperübungen

und der Atemkontrolle, ist Letztere das wichtigste, weil die Luft die Hauptnahrung für Körper und Geist ist. Im Sanskrit, der Sprache der alten Yogis, nennt man die Atemübungen PRANAYAMA. PRANA heißt Atem oder genauer: Lebenskraft, und AYAMA heißt Pause oder Kontrolle. Die Yogis glauben an eine uns umgebende, unsichtbare kosmische kraft, eine geheimnisvolle Essenz und universale Energie, die uns Leben spendet. Ohne Prana gibt es kein Leben. Je mehr man davon besitzt, desto vitaler und energievoller wird man. Durch die richtige Atemtechnik kann man sein „Energiepotential" vergrößern, wird wacher und selbstbewusster, mehr Herr seiner selbst. Mit Hilfe verschiedener Atemübungen lassen sich müde Füße erfrischen, Appetit vermindern oder jugendlicher Elan wiedergewinnen. Atemübungen können als „Beruhigungsmittel" wirken; man kann sich aber auch hellwach und munter atmen oder Schlaflosigkeit überwinden. Die Zufuhr von Sauerstoff reinigt das Blut, fördert die Verdauung und verlangsamt den Puls.

Ich erinnere mich gut an eine magere junge Frau, die von ihrem Arzt in ein Kurhotel geschickt wurde, um sie endlich zum Ausspannen zu bewegen. Sie stand kurz vor einem Zusammenbruch. Verursacht wurde ihr schlechter Zustand durch quälende Schlaflosigkeit, gegen die nichts zu helfen schien. Ich traf sie dort, und unterwies sie in der Technik der Wechselseitigen Nasenatmung. Sie war skeptisch, aber auch so verzweifelt, dass sie all meine Anweisungen beim Zubettgehen strikt befolgte. Nach dem ersten Üben schlief sie seit Monaten wieder einmal richtig. Von einem Tag auf den anderen blühte sie auf, ihre Schlaflosigkeit war verschwunden.

Yoga wirkt sich günstig auf Körper, Geist und Seele aus. Vereint streben diese dem Samadhi zu: der höchsten Seligkeit des Bewusstseins, einer höheren Art von Glück, Seelenfriedens, der Selbstverwirklichung, oder wie Sie es auch immer nennen wollen. Ich freute mich über die Antwort meines verehrten Gurus Swami Shyam Acharya, als ich ihn gefragt hatte: „Welche Art der Yoga-Meditation lehren Sie, wenn nicht die Transzendentale Meditation?" Mit einem schelmischen Zwinkern in seinen weisen Augen antwortete er: „Die Super-Transzendentale Meditation." Denn jede Meditation ist transzendental. Die Meditationstechniken sind so zahlreich wie die Yoga-Stellungen. Eine der gebräuchlichsten ist die Benutzung eines Mantras. Dabei handelt es sich um eine mystische Silbe oder einen der heiligen Namen Gottes, die wir benutzen, um gute Schwingungen zu erzeugen und den ruhelosen Geist am Abschweifen zu hindern. Ein solches Wort wird vom Meditierenden im Geiste immer und immer wieder lautlos wiederholt. Dabei wird keine Energie darauf verschwendet, hartnäckige Gedanken zu unterdrücken. Man lässt sie einfach vorbeiziehen und fährt fort, das Mantra zu wiederholen. Eine halbe Stunde, verbracht in solch meditativer Versenkung, bringt wunderbare Erholung – vergleichbar mit einigen Stunden erfrischenden Schlafs.

Hinweise zu den Yogaübungen

Was Yoga bewirkt

Yoga
- verhilft zu einem beweglichen und fitten Körper,
- regt den Stoffwechsel an,
- stärkt Muskeln, Bänder und Sehnen,
- verzögert das Erschlaffen der Haut,
- verbessert die Blutzirkulation,
- stärkt die Lungenfunktion,
- stimuliert das Immunsystem,
- hilft Stress abzubauen,
- verhilft zu einem erholsamen Schlaf,
- verbessert die Konzentrationsfähigkeit,
- lehrt Disziplin, stärkt die Willenskraft,
- verbessert das allgemeine Wohlbefinden.

Tipps zur Ausführung

Es ist besser, eine Übung nur zu drei Vierteln, aber korrekt zu machen, als sie mit Gewalt zu versuchen und dabei eine Verletzung zu riskieren.
- Tragen Sie weite, bequeme Kleidung.
- Üben Sie in einem Raum, der nicht zu kalt und nicht zu warm ist – und den Sie mögen.
- Machen Sie die Übungen immer barfuß auf einer rutschfesten Unterlage.
- Der beste Zeitpunkt zum Üben ist vor dem Mittag- oder Abendessen.
- Sie müssen zwischen Ihren Ohren und Schultern Platz schaffen. Dehnen Sie bewusst den Nacken, und senken Sie dabei Ihre Schultern.
- Entspannen Sie bewusst den Kiefer. Halten Sie das Kinn parallel zum Boden.
- Heben Sie Ihr Brustbein, öffnen Sie Ihren Brustraum, und halten Sie die Wirbelsäule gerade.

- ▶ Glätten Sie Ihre Stirn.
- ▶ Die Augen sollen offen bleiben.
- ▶ Zentrieren Sie sich. Sehen Sie in sich hinein, spüren Sie Ihren Körper, hören Sie auf ihn.
- ▶ Wenn Sie eine Übung zum ersten Mal machen, halten Sie sie, und atmen Sie in sie hinein.
- ▶ Wenn Sie sich in einer Stellung nicht wohl fühlen, bewegen Sie sich so lange hin und her, bis Sie die richtige Haltung gefunden haben.
- ▶ Dehnen Sie sich in eine Stellung hinein, aber entspannen Sie sich sofort, wenn Schmerzen auftreten.
- ▶ Denken Sie daran, sich nie über Ihre Grenzen hinaus zu belasten. Führen Sie jede Übung langsam und gleichmäßig durch. Es ist sinnvoll,
  a) langsam in eine Übung hineinzugehen,
  b) eine Stellung zu halten, so lange Sie können (das Geheimnis guten Yogas),
  c) langsam wieder aus der Übung hinauszugehen.
- ▶ Machen Sie jede Übung zweimal:
  a) zum Ausprobieren,
  b) zum besseren Hineinfühlen.
- ▶ Sie können jederzeit Hilfsmittel (Matte, doppelt gefaltete Decke, Kissen, Stuhl etc.) verwenden.
- ▶ Vermeiden Sie während der Menstruation Umkehrstellungen. Üben Sie die in diesem Band beschriebenen Übungen für Fortgeschrittene nicht in der Schwangerschaft.
- ▶ Menschen, die unter hohem Blutdruck, Schwindelgefühl, Netzhautablösung oder an Herzkrankheiten leiden, sollten mit ihrem Arzt klären, welche Übungen für sie geeignet sind. Umkehrstellungen bitte auf jeden Fall vermeiden.
- ▶ Einer Rückwärtsbeugung sollte immer eine Vorwärtsbeugung folgen und umgekehrt.

Atmung

Sauerstoff ist für das Funktionieren des Körpers lebenswichtig – die Atmung kann aber auch unsere Stimmungen beeinflussen. Sind wir beispielsweise aufgeregt, können wir uns durch bewusstes Atmen langsam beruhigen. Die Atemtechniken sollte man mit Hilfe eines Lehrers erlernen; die folgenden Hinweise mögen hier zunächst aber als Richtlinien dienen:

- ▶ Atmen Sie nur durch die Nase.
- ▶ Halten Sie nie den Atem an; atmen Sie normal, eventuell ein wenig flacher.
- ▶ Konzentrieren Sie sich beim Einatmen auf das Dehnen des Brustkorbs, statt nur die Lungen mit Luft vollzupumpen.
- ▶ Versuchen Sie langsam und kräftig, aber ruhig zu atmen.
- ▶ Atmen Sie ein, während der Brustkorb sich durch die Übung dehnt (z. B. beim Arme Hochstrecken). Atmen Sie aus, wenn der Brustkorb wieder enger wird (z. B. beim Arme Herunternehmen).
- ▶ Nehmen Sie Ihren Atem zu Hilfe, um das Hineingleiten in eine Stellung zu erleichtern; dehnen Sie dabei Wirbelsäule und Muskeln.
- ▶ Atmen Sie bei einer Rückwärtsbeugung ein, bei einer Vorwärtsbeugung aus. Atmen Sie normal, während Sie eine Stellung halten.
- ▶ Beginnen Sie die Bewegung gleichzeitig mit dem Ein- oder Ausatmen, und hören Sie mit dem Ende des Atemvorgangs auf.
- ▶ Nehmen Sie den Atem zu Hilfe, um sich zu entspannen und weicher in eine Position hineinzukommen.
- ▶ Erzwingen Sie nichts, atmen Sie ruhig und gleichmäßig.
- ▶ Atmen Sie beim Ein- und Ausatmen nicht nur nach unten und oben, sondern auch zur Seite; dehnen Sie dabei bewusst den Brustkorb. Lassen Sie sich Zeit. Halten Sie nach dem Ausatmen

ein oder zwei Sekunden lang den Atem an. Wenn Sie Ihren Atem bereits gut unter Kontrolle haben, halten Sie den Atem sowohl nach dem Ein- als auch nach dem Ausatmen kurz und ohne Anstrengung an. Dies bringt Körper und Geist in Einklang, liefert Energie, verleiht Ihnen Kraft und entspannt.

Übungen im Stehen

▶ Bei all diesen Übungen sollen Ihre Füße ein Quadrat bilden und die Außenkanten sich parallel zueinander befinden.

▶ Wenn Sie bei Gleichgewichtsübungen Schwierigkeiten haben, verlagern Sie Ihr Gewicht auf die Stelle zwischen dem großen und dem zweiten Zeh (richten Sie Ihre Augen auf einen bestimmten Punkt).

▶ Das Gleiche gilt für Ihre Hände. Spreizen Sie die Finger, und verlagern Sie den Druck auf die Stelle zwischen Zeige- und Mittelfinger.

▶ Konzentrieren Sie sich darauf, Ihr Gewicht auf die Fußballen zu verlagern, und spüren Sie bewusst den Punkt, an dem sich die beiden ersten Zehen treffen.

▶ Ziehen Sie Ihre Schultern hinunter, wenn Sie sich bei Übungen im Stehen seitwärts beugen. Stellen Sie sich mit dem Rücken zum Beispiel an eine Wand, um zu sehen, ob Schultern und Wirbelsäule gerade sind.

Vorwärtsbeugungen

▶ Knicken Sie in der Hüfte ab, als wäre sie ein Scharnier. „Falten" Sie sich zusammen, statt sich abzurollen. Strecken Sie die Hände nach vorn.

▶ Die Knie müssen locker oder gebeugt sein; sie dürfen nicht durchgedrückt sein, da sonst Verletzungsgefahr besteht. Beim zweiten Versuch können Sie die Knie schon ein klein wenig mehr durchdrücken.

▶ Legen Sie den kleinen Finger neben den kleinen Zeh, wenn Sie beim Vornüberbeugen mit den Händen den Boden berühren können. Gelingt Ihnen das nicht, stützen Sie die Hände auf den Beinen ab. Stützen Sie sich beim Wiederaufrichten mit den Händen Stück für Stück an der Vorderseite der Schenkel ab, wenn Sie Probleme mit dem Rücken haben. Lassen Sie nie den Oberkörper einfach herabhängen.

▶ Halten Sie bei Vorwärtsbeugungen im Sitzen den Kopf oben und das Kinn parallel zum Boden. Strecken Sie die Brust heraus, statt den Rücken zu krümmen.

▶ Ruckeln oder schieben Sie Ihre Hüfte in eine bequemere Stellung.

▶ Halten Sie die Handflächen einander zugewandt, wenn Sie die Arme hochheben, damit die Energie zirkulieren kann und nicht ausströmt.

Rückwärtsbeugungen

▶ Konzentrieren sie sich bei Rückwärtsbeugungen auf die Dehnung und Verlängerung des Rückgrates. Die Brust muss nach oben gewölbt sein, aber der Oberkörper soll nicht weiter nach hinten gebeugt werden. Die Region oberhalb des Steißbeins soll gestreckt und flach sein.

▶ Kneifen Sie die Pobacken zusammen, damit der untere Rücken unterstützt wird. Spannen Sie den Bauch dabei leicht an (z. B. die Kobra).

▶ Verlagern Sie Ihr Gewicht bei Rückwärtsbeugungen im Stehen oder Knien über die Knöchel. Der Kopf darf nicht herabbaumeln, das Kinn muss an die Brust gezogen werden.

▶ Spüren Sie im Rücken ein unangenehmes Gefühl, ziehen Sie den Bauchnabel tief ein, und spannen Sie die Gesäßmuskeln an.

Yoga-Asanas für Fortgeschrittene

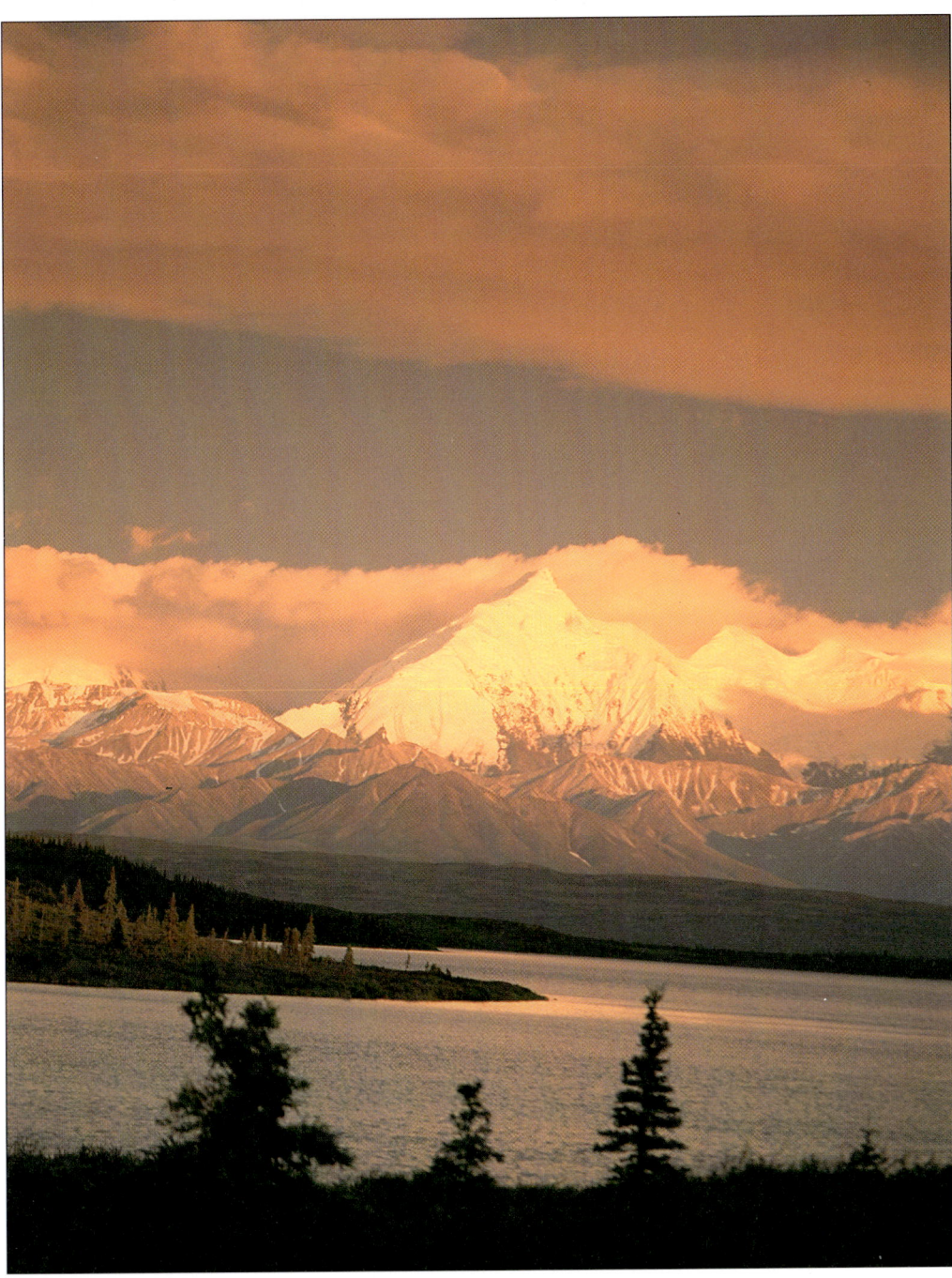

Adler (Garudasana)

I. Wofür die Übung gut ist

Die Adler-Haltung
- ▶ koordiniert das Zentralnervensystem,
- ▶ verbessert Gleichgewicht und Körperhaltung,
- ▶ formt und kräftigt Knöchel, Beine und Oberschenkel,
- ▶ hilft gegen Krämpfe im Bein,
- ▶ lockert verspannte Schultern.

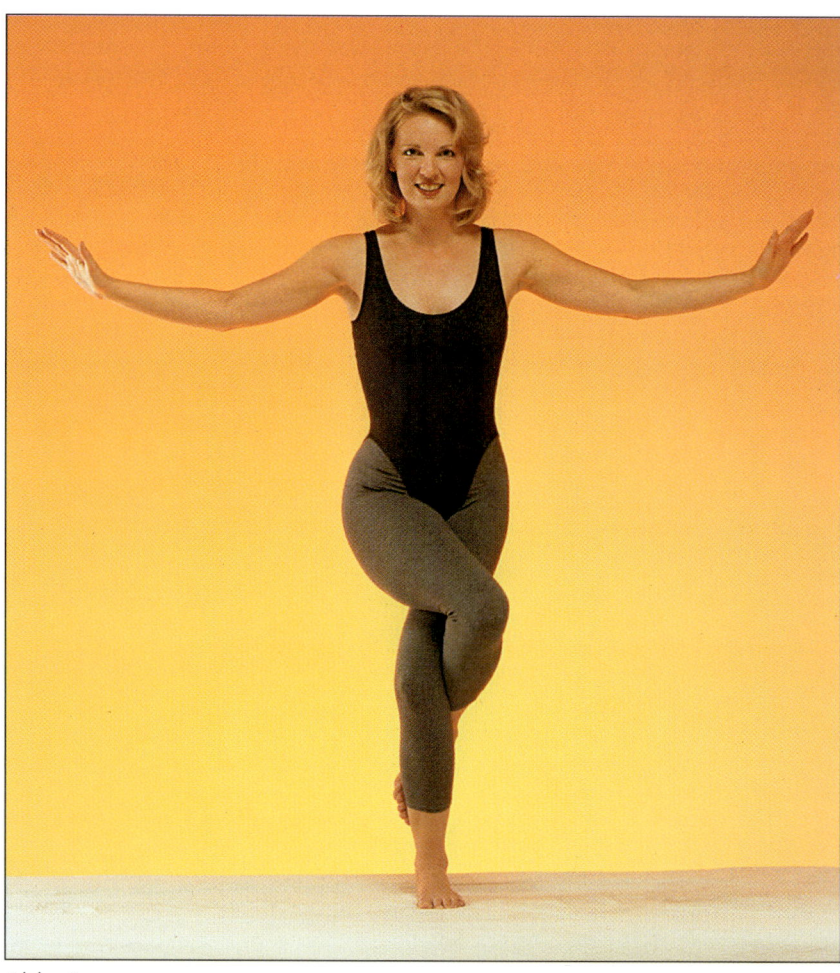

Abb. 1

II. Ausführung

1. Stehen Sie aufrecht mit geschlossenen Füßen. Strecken Sie die Arme seitlich aus, um das Gleichgewicht besser halten zu können.
2. Gehen Sie etwas in die Knie, heben Sie das rechte Bein; und legen Sie den rechten Oberschenkel so weit wie möglich über den linken.
3. Drücken Sie die rechte Wade seitlich gegen das linke Knie; legen Sie den rechten Fuß um die linke Wade, und versuchen Sie dann mit den Zehen Ihres rechten Fußes Halt am linken Knöchel zu finden (Abb. 1).
4. Strecken Sie jetzt die Arme nach vorne, und kreuzen Sie den linken Oberarm über den rechten.
5. Beugen Sie den rechten Ellbogen, führen Sie das rechte Handgelenk über das linke, und legen Sie die Hände ineinander.
6. Verharren Sie 5 bis 15 Sekunden in dieser Haltung, und atmen Sie ganz normal weiter.
7. Oder beugen Sie sich langsam, aus der Hüfte heraus nach vorne, bis Ihre Ellbogen die Knie berühren (Abb. 2).
8. Lösen Sie die Haltung, und entspannen Sie sich. Wiederholen Sie die Übung mit entgegengesetzt verschränkten Armen und Beinen.

III. So ist es richtig

Wenn Ihnen diese Übung schwer fällt, fangen Sie mit einfacheren Gleichgewichtsübungen an.
Üben Sie mit höchster Konzentration. Richten Sie Ihre Aufmerksamkeit am besten auf einen bestimmten Punkt.
Kreuzen Sie die Beine möglichst weit oben, das erleichtert das Verschränken.
Kreuzen Sie die Arme entgegengesetzt zu den Beinen.
Beugen Sie sich nicht eher nach vorne, bis Sie den ersten Teil der Übung sicher beherrschen.

Der Adler sieht nicht nur beeindruckend aus, er wirkt auch so. Die Übung ist nicht einfach; Sie müssen sie immer und immer wieder üben. Aber das Schöne an Yoga ist ja, dass schon der Versuch sich lohnt.

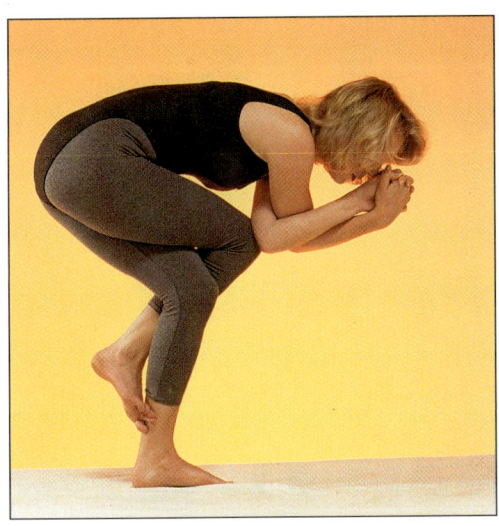

Abb. 2

Arm- und Beinstreckung (Virabhadrasana) – Variationen

I. Wofür die Übung gut ist

Die Variationen
- ▶ runden magere Oberschenkel,
- ▶ machen die Hüften schlanker,
- ▶ erleichtern die Atmung bei Asthma,
- ▶ lösen Verspannungen und Steifheit in Nacken, Schultern und Rücken,
- ▶ tun Knöcheln und Knien gut,
- ▶ regen die inneren Organe an.

II. Ausführung

Variation 1

1. Stellen Sie sich mit weit gespreizten Beinen hin.
2. Heben Sie beim Einatmen die Arme, und legen Sie die Handflächen über dem Kopf zusammen.
3. Drehen Sie beim Ausatmen den Körper nach rechts; der rechte Fuß vollführt dabei eine Vierteldrehung nach außen, der linke wird leicht nach rechts gedreht (Abb. 3).
4. Beugen Sie Ihr rechtes Bein, bis sich der Oberschenkel parallel zum Boden befindet und einen rechten Winkel mit dem Schienbein bildet.
5. Halten Sie das linke Bein gerade.
6. Strecken Sie die Arme, und richten Sie die Wirbelsäule auf, schauen Sie zu Ihren Händen hinauf (Abb. 4).
7. Verharren Sie 5 bis 30 Sekunden in dieser Haltung; atmen Sie dabei normal weiter.
8. Atmen Sie aus. Wiederholen Sie die Übung zur linken Seite.

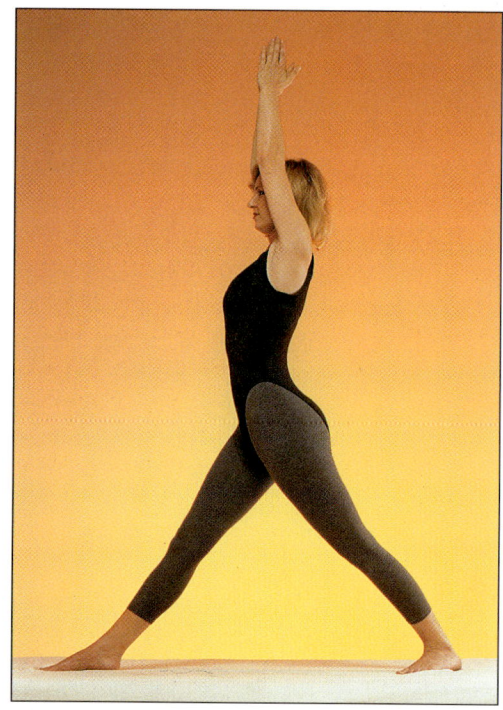

Abb. 3

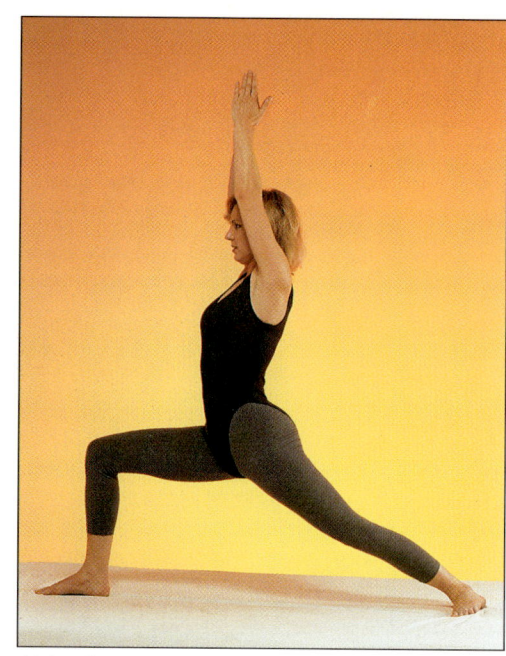

Abb. 4

Variation 2

1. Stellen Sie sich mit weit gespreizten Beinen hin.
2. Heben Sie die Arme beim Einatmen bis zur Waagrechten; die Handflächen zeigen nach unten.
3. bis **5.** wie oben.
6. Drehen Sie den Kopf nach rechts, und ziehen Sie Ihre Hände vom Körper weg. Halten Sie sich gerade (Abb. 5).
7. Halten Sie die Endstellung 5 bis 30 Sekunden; atmen Sie normal.
8. Wiederholen Sie die Übung zur linken Seite.

Variation 3

1. bis **5.** Schritt wie in Variation 1 beschrieben.
6. Beugen Sie sich beim Ausatmen nach vorne. Atmen Sie zweimal normal aus und ein (Abb. 6).
7. Beim nächsten Ausatmen heben Sie das linke Bein, bis es sich parallel zum Boden befindet.
8. Strecken Sie gleichzeitig das rechte Knie, und neigen Sie den Oberkörper nach vorne.
9. Verharren Sie 5 bis 20 Sekunden in dieser Haltung; atmen Sie normal (Abb. 7).

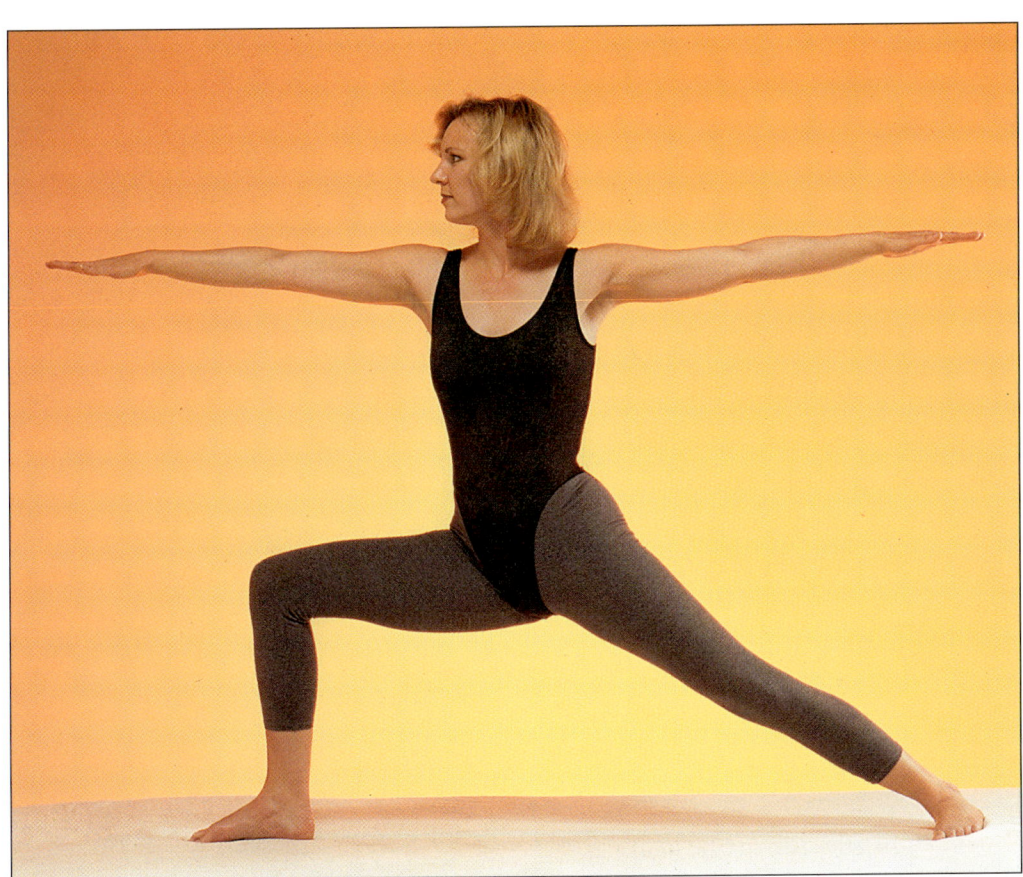

Abb. 5

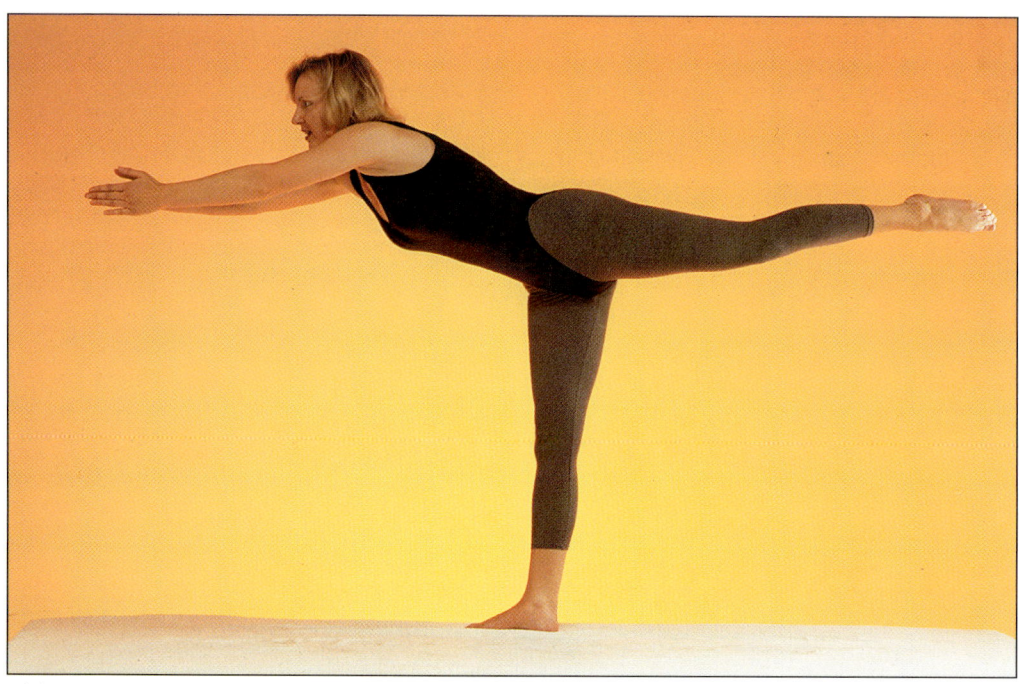
Abb. 7

10. Strecken Sie Ihre Hände und Füße vom Körper weg.

11. Lösen Sie die Haltung mit einer Ausatmung, und entspannen Sie sich; wiederholen Sie die Übung dann zur linken Seite.

III. So ist es richtig

Spannen Sie das Knie des nach hinten gestreckten Beins an, indem Sie die Kniescheibe nach oben ziehen.
Zwischen den gestreckten Armen und den Beinen sollte ein deutlicher Gegenzug spürbar sein, so als würden Sie auseinandergezogen.

Die Übungen im Stehen eignen sich besonders für Anfänger, da sie die Muskulatur kräftigen und auf schwierigere Rumpfbeugehaltungen vorbereiten. Bis Sie genügend Kraft aufgebaut haben, reicht es, die einfachen Dreieckshaltungen zu üben. Sie alle unterstützen die Gewichtsabnahme.

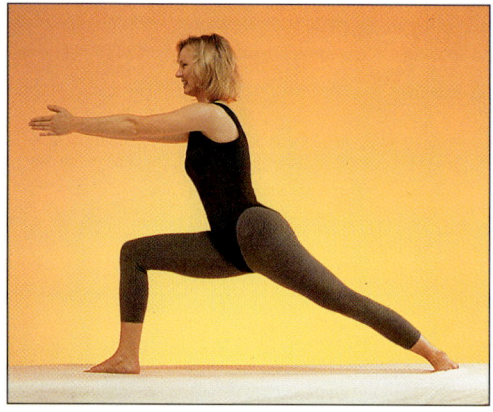
Abb. 6

Bogen (Padangustha Dhanurasana) – Variationen

I. Wofür die Übung gut ist

Die Variationen des Bogens
▶ stärken die untere Wirbelsäule und machen sie beweglich,
▶ festigen und formen die Bauch-, Arm- und Beinmuskulatur,
▶ reduzieren Fettpolster an Hüften und Gesäß,
▶ verbessern die Haltung,
▶ kräftigen den Brustbereich,
▶ lindern Schmerzen bei Bandscheibenschäden,
▶ fördern die Verdauung.

II. Ausführung

Variation 1: Seitlicher Bogen

1. Legen Sie sich mit dem Gesicht nach unten auf den Boden; die Arme liegen neben dem Körper.

2. Winkeln Sie die Unterschenkel an – und ziehen Sie die Füße möglichst nahe an das Gesäß heran.

3. Umfassen Sie nun nacheinander Ihre Knöchel (Abb. 8).

4. Atmen Sie aus, heben Sie die Knie an, indem Sie die Füße von den Händen wegziehen.

5. Heben Sie Kopf und Brustkorb gleichzeitig vom Boden ab, und balancieren Sie auf dem Bauch. Atmen Sie zweimal aus und ein.

6. Atmen Sie aus, und rollen Sie sich auf die rechte Seite; halten Sie sich dabei gut an Ihren beiden Knöcheln fest (Abb. 9).

7. Verharren Sie 5 bis 15 Sekunden in dieser Stellung, und atmen Sie normal weiter.

8. Mit einer Einatmung rollen Sie sich wieder auf den Bauch, in die Ausgangsstellung des Bogens.

9. Atmen Sie aus, und entspannen Sie sich. Wiederholen Sie die Übung zur linken Seite.

10. Wenn Sie schon etwas Übung haben, rollen Sie ohne abzusetzen von einer zur anderen Seite.

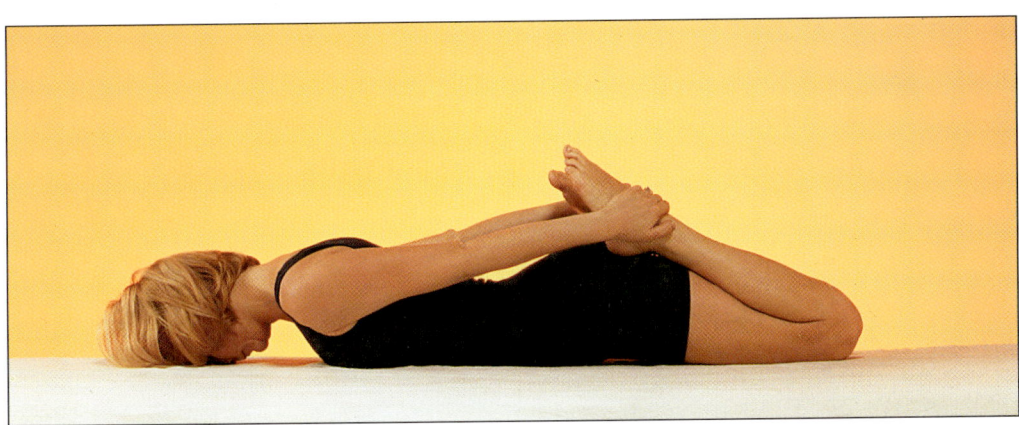

Abb. 8

Variation 2: Kobra-Bogen

1. Legen Sie sich auf den Bauch, die Hände liegen mit den Handflächen nach unten unter den Schultern.
2. Winkeln Sie den linken Unterschenkel an, und umfassen Sie den Knöchel mit Ihrer linken Hand.
3. Atmen Sie aus, und heben Sie das linke Knie vom Boden ab, indem Sie den Knöchel von der Hand wegziehen (Abb. 10).
4. Atmen Sie ein, und drücken Sie sich mit der rechten Hand nach oben. Beugen Sie Kopf und Oberkörper langsam nach hinten wie bei der Kobra. Schieben Sie den rechten Arm nun leicht nach vorne.
5. Halten Sie diese Stellung 5 bis 10 Sekunden, und atmen Sie dabei normal weiter.
6. Atmen Sie aus, und lösen Sie langsam die Spannung.
7. Wiederholen Sie die Übung mit dem anderen Bein.

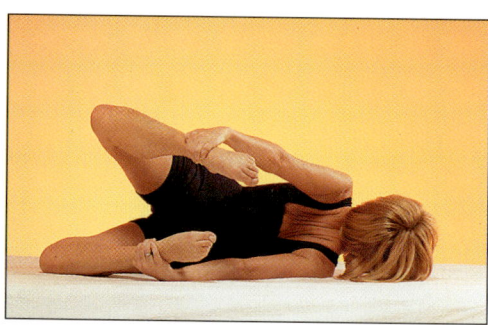

Abb. 9

Variation 3: Gekreuzter Bogen

1. Legen Sie sich auf den Bauch, die Arme liegen am Körper.
2. Winkeln Sie die Unterschenkel an, kreuzen Sie die Knöchel, und bringen Sie Ihre Fersen so nah wie möglich zum Gesäß.

3. Umfassen Sie nacheinander Ihre gekreuzten Füße.
4. Atmen Sie aus. Ziehen Sie nun die Füße von den Händen weg, und heben Sie die Knie vom Boden ab. Halten Sie dabei Ihre Füße gut fest.
5. Heben Sie Kopf und Brustkorb an (Abb. 11). Wenn Ihnen das schwer fällt, probieren Sie es mit nicht gekreuzten Knöcheln.
6. Verharren Sie 5 bis 15 Sekunden; steigern Sie sich pro Woche um 5 Sekunden, bis Sie 30 Sekunden schaffen. Atmen Sie normal weiter.
7. Atmen Sie aus; lassen Sie langsam locker, und ruhen Sie sich aus.
8. Wiederholen Sie die Übung bitte noch zweimal.

Variation 4

Schaukeln Sie in der Bogen-Grundstellung sachte auf und ab.

III. So ist es richtig

Ziehen Sie die Knöchel hoch und weg von den Händen, um die Knie vom Boden abzuheben.
Denken Sie daran, normal weiterzuatmen, und entspannen Sie sich so gut wie möglich, wenn Sie die Endstellung erreicht haben.
Beenden Sie die Übung nicht abrupt. Sie haben viel mehr davon, wenn Sie die Spannung langsam lösen.

Der Bogen verbindet die Vorzüge von Kobra und Heuschrecke und ist daher besonders wirkungsvoll. Er macht die Wirbelsäule, die häufig infolge von Alterungsprozessen oder Verspannung an Elastizität verliert, wieder beweglich.

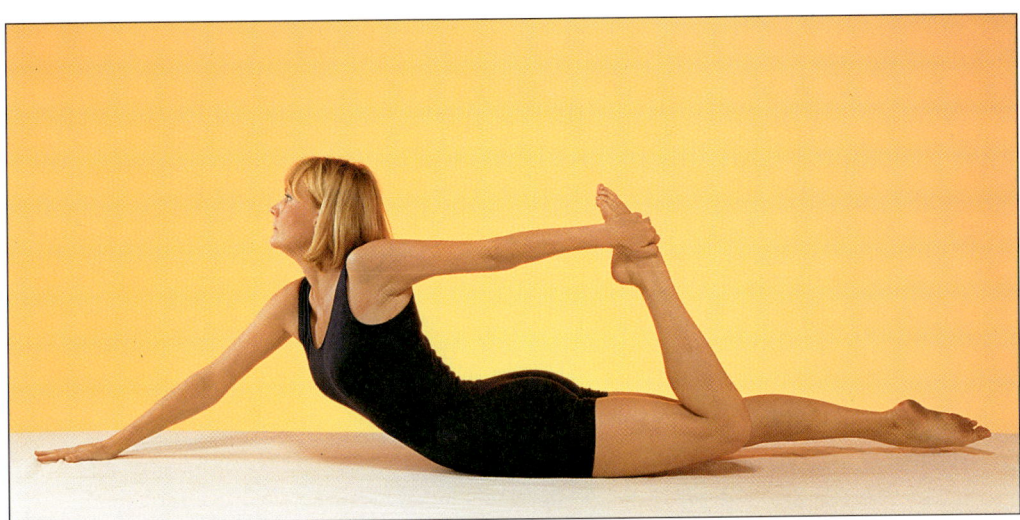

Abb. 10

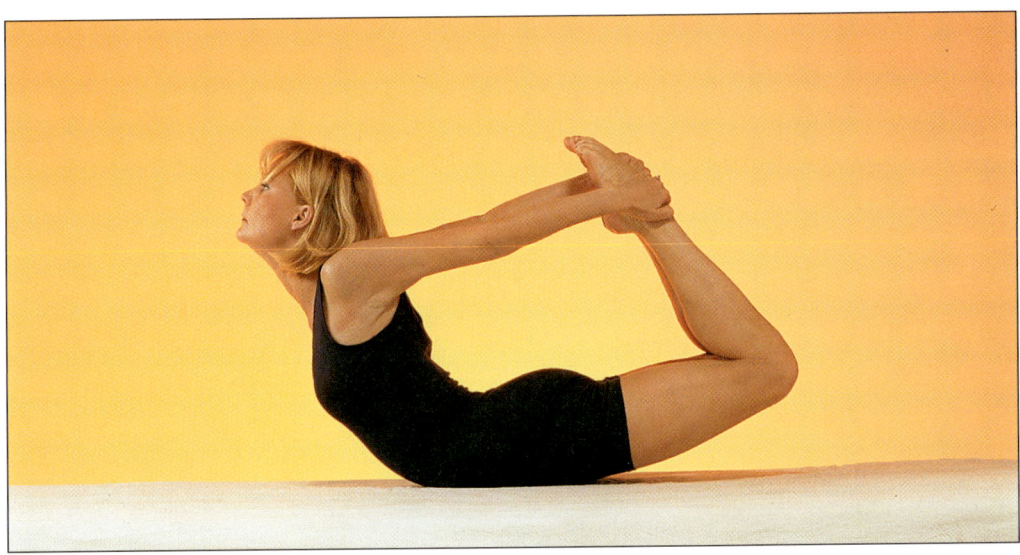

Abb. 11

Bogenschütze
(Akarna Dhanurasana)

I. Wofür die Übung gut ist

Der Bogenschütze
- ▶ lockert die Hüftgelenke,
- ▶ verhilft zu schönen Beinen,
- ▶ hält die untere Wirbelsäule beweglich,
- ▶ fördert die Ausscheidung,
- ▶ kräftigt die Arm- und Schultermuskulatur,
- ▶ festigt Oberschenkel und Hüften.

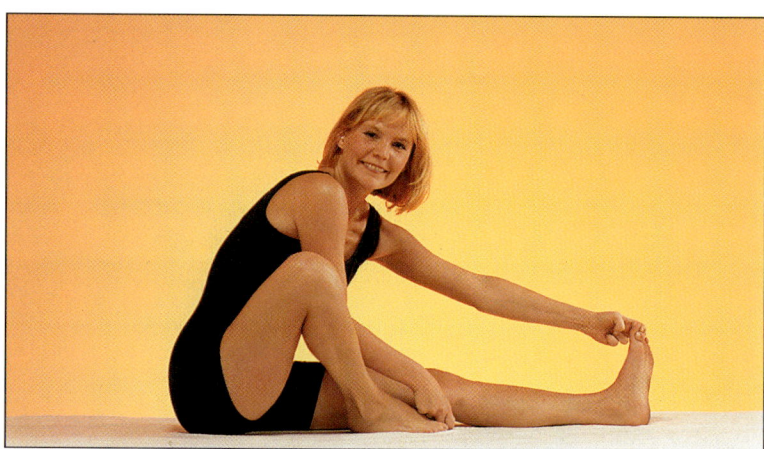

Abb. 12

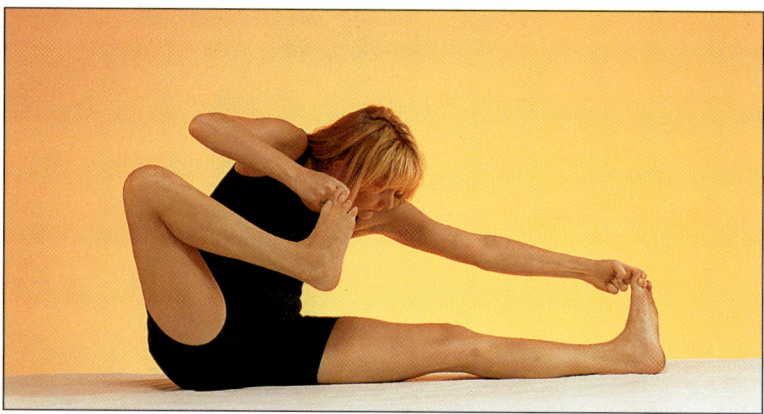

Abb. 13

II. Ausführung

1. Setzen Sie sich mit gestreckten Beinen auf den Boden.
2. Beugen Sie sich nach vorne, und umfassen Sie mit dem rechten Zeigefinger und Daumen den rechten großen Fußzeh, den linken Zeh entsprechend mit den Fingern der linken Hand.
3. Atmen Sie aus, und beugen Sie das rechte Bein. Ziehen Sie den rechten Fuß sanft zum rechten Ohr. Nehmen Sie die rechte Schulter dabei nach hinten (Abb. 12 und 13).
4. Betrachten Sie Ihr Bein als den Pfeil, den Sie gegen den Widerstand der Bogensehne nach hinten ziehen, bevor er nach vorne schnellt. Halten Sie den linken Fuß fest, und lassen Sie das linke Bein gestreckt.
5. Verharren Sie 5 bis 15 Sekunden, und atmen Sie normal weiter.
6. Ausatmend legen Sie das rechte Bein wieder ab, und entspannen Sie sich.
7. Wiederholen Sie die Übung mit dem anderen Bein.

Variation 1

1. bis 5. Schritt wie oben beschrieben.
6. Strecken Sie beim Ausatmen das rechte Bein senkrecht nach oben; halten Sie Ihr Knie durchgestreckt (Abb. 14).
7. Verharren Sie 5 bis 15 Sekunden, und atmen Sie normal weiter.
8. Atmen Sie aus, und legen Sie das Bein ab; entspannen Sie sich.
9. Wiederholen Sie die Übung mit dem anderen Bein.

Variation 2

1. Setzen Sie sich mit ausgestreckten Beinen auf den Boden.
2. Beugen Sie sich nach vorne, und ergreifen Sie mit dem Zeigefinger und Daumen der linken Hand Ihren rechten großen Zeh. Das rechte Bein bleibt dabei gestreckt.
3. Beim Ausatmen beugen Sie das linke Bein und heben den linken Fuß über das rechte Knie. Atmen Sie zweimal ruhig und gleichmäßig.
4. Atmen Sie aus, und ziehen Sie nun den linken Fuß zum rechten Ohr (Abb. 15).
5. Verharren Sie 5 bis 15 Sekunden, und atmen Sie normal weiter.
6. Ausatmend lösen Sie die Haltung, und entspannen Sie sich.
7. Wiederholen Sie die Übung mit dem anderen Bein.

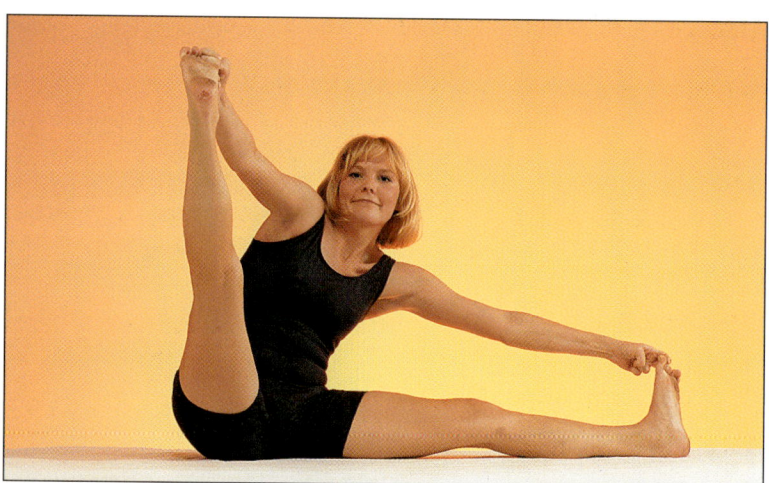
Abb. 14

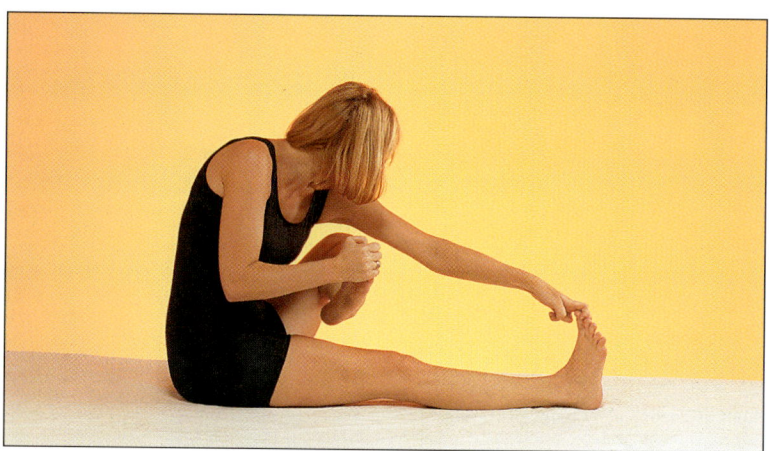
Abb. 15

III. So ist es richtig

Halten Sie das ausgestreckte Bein gerade, und achten Sie darauf, dass es immer am Boden bleibt.
Halten Sie Ihren Fuß gut fest; wenn es Ihnen einfacher erscheint, können Sie auch alle Zehen umfassen.
Beugen Sie sich zuerst nach vorne, um nach Ihrem Fuß zu greifen, und richten Sie dann nach und nach Ihren Rücken auf.

Bei der Bogenschützen-Haltung ist es schwierig, das Gleichgewicht zu finden. Sie müssen sie immer und immer wieder üben. Diese Asana hilft jedoch ausgezeichnet, die Hüftgelenke beweglich zu halten, und schon deshalb lohnt sich die Mühe.

Brücke (Uttana Mayurasana)

I. Wofür die Übung gut ist

Die Brücke
- lockert die Wirbelsäule und macht sie beweglich,
- wirkt kräftigend auf das Zentralnervensystem,
- eignet sich gut als Gegenübung z. B. im Anschluss an die Kerze,
- strafft und festigt das Gesäß,
- kräftigt die Handgelenke,
- lässt Fettpolster in der Taille schrumpfen und macht sie schmaler.

II. Ausführung

1. Machen Sie eine Kerze.
2. Umfassen Sie mit den Händen Ihre Taille; die Daumen zeigen nach vorne. Senken Sie Ihr linkes Bein über dem Kopf, bis es sich parallel zum Boden befindet (so als wollten Sie in die Pflug-Haltung gehen).
3. Senken Sie nun langsam Ihr rechtes Bein in die entgegengesetzte Richtung; das Knie wird dabei leicht gebeugt, und die Fußspitzen zeigen zum Boden. Das linke Bein folgt dem rechten nun langsam und stabilisiert die Haltung, bis beide Füße auf dem Boden angekommen sind (Abb. 16).
4. Strecken Sie dann die Beine, so weit es geht, aus. Halten Sie die Knie dicht beieinander, und setzen Sie die Fußsohlen ganz auf den Boden auf (Abb. 17).
5. Verlagern Sie Ihr Gewicht auf den Nacken.
6. Verharren Sie 15 bis 30 Sekunden; steigern Sie die Dauer langsam, Woche für Woche um jeweils 5 Sekunden, bis Sie eine Minute in der Endstellung verharren können. Atmen Sie normal weiter.
7. Entspannen Sie sich, und wiederholen Sie die Übung mit dem rechten Bein.

Variation: Zugbrücke

1. bis **5.** Schritt wie oben beschrieben.
6. Beugen Sie die Knie wieder, und ziehen Sie zugleich die Füße näher an das Gesäß heran. Verlagern Sie Ihr Gewicht auf die Zehen.
7. Heben Sie dann das linke Bein so hoch wie möglich über den Kopf.
8. Versuchen Sie das rechte Bein vom Boden abzuheben und in die Kerze zurückzukommen.

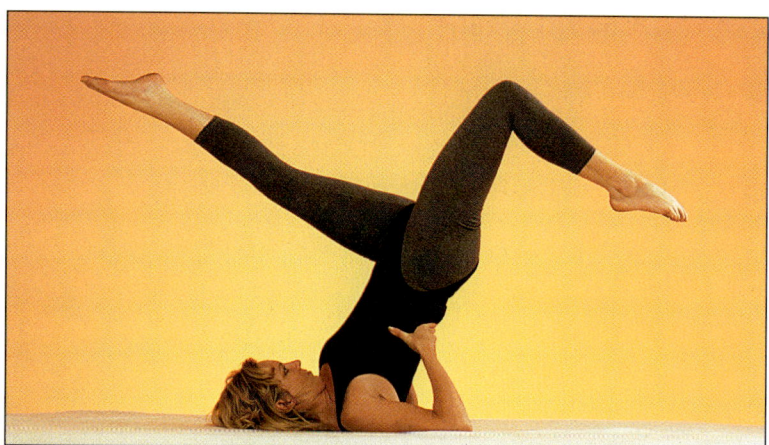

Abb. 16

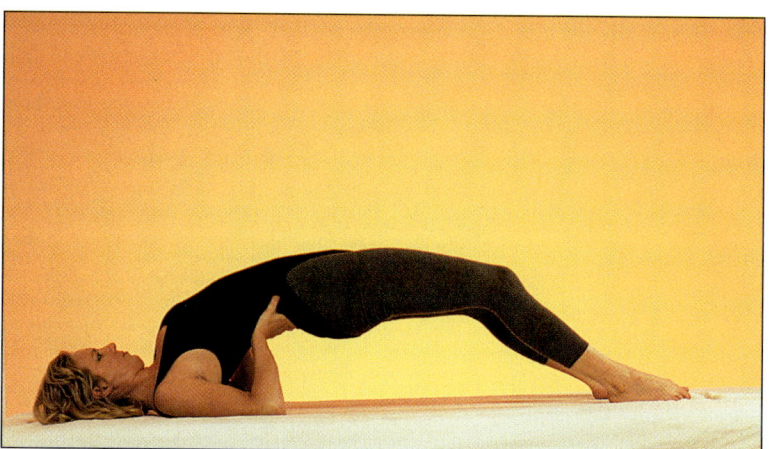

Abb. 17

III. So ist es richtig

Üben Sie mit äußerster Konzentration, wie bei allen Gleichgewichtsübungen.
Strecken Sie Ihre Beine, um eine bessere Wirkung zu erzielen.
Halten Sie Ihre Taille fest umfasst.
Um aus der Zugbrücke wieder herauszukommen, dürfen Sie sich leicht mit dem rechten
Fuß abstoßen. Sonst sollten Sie aber ruckartige Bewegungen vermeiden.
Ihr Gewicht sollte nicht auf Handgelenken und Ellbogen, sondern auf dem Nacken ruhen.

Die Brücke und vor allem die Zugbrücke sind Asanas, die eine enorme Körperbeherr-
schung erfordern. Beherrscht man sie erst einmal, stärken sie die Muskulatur und machen
den Körper gelenkig. Nach dem Üben ist man stolz und rundherum zufrieden mit sich.
Schon deshalb lohnt es, die Brücke zu üben.

Fisch (Matsyasana) – Variationen

I. Wofür die Übung gut ist

Der Fisch
▶ wirkt wohltuend bei Asthma und anderen Atembeschwerden,
▶ stimuliert die Schilddrüse und erleichtert so die Gewichtskontrolle,
▶ lockert und entspannt den Nacken und die obere Rückenpartie,
▶ entwickelt die Brustmuskulatur,
▶ fördert die Verdauung,
▶ bringt Linderung bei schmerzhaften Hämorrhoiden,
▶ verbessert die Durchblutung des Kopfes und bewirkt, dass Sie sich hellwach und munter fühlen,
▶ ist gut für die Hüftgelenke.
▶ Variation 3 kräftigt die Bauchmuskulatur und macht die Wirbelsäule beweglicher.

II. Ausführung

Variation 1

1. Nehmen Sie den Lotussitz ein.
2. Legen Sie den Oberkörper nach hinten auf den Boden, und stützen Sie sich dabei mit den Ellbogen ab.
3. Schieben Sie Ihre Hände ein Stück unter die Oberschenkel, und drücken Sie sich mit den Ellbogen nach oben.

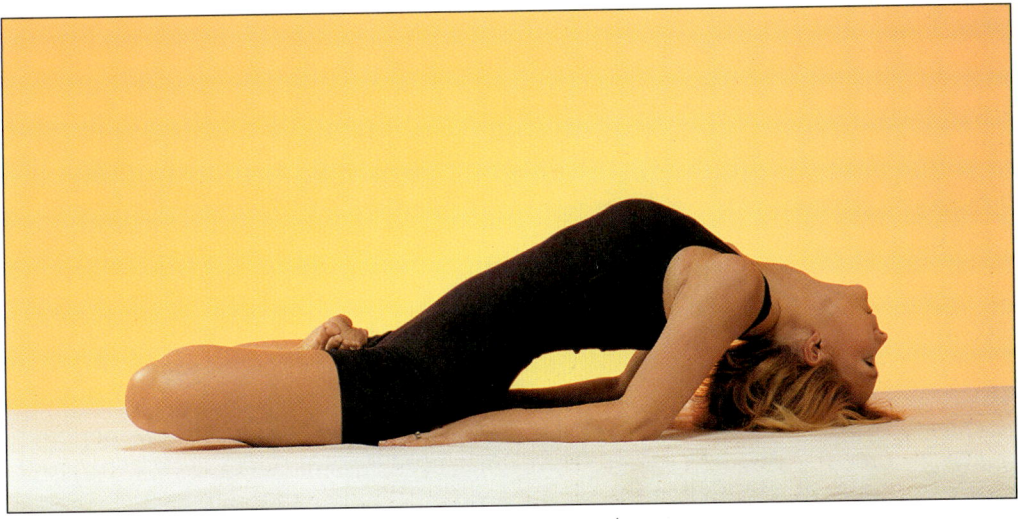

Abb. 18

4. Atmen Sie aus. Schieben Sie die Brust heraus. Wölben Sie den Rücken, und ziehen Sie den Kopf nach hinten und unten, bis der Scheitel auf dem Boden ruht.
5. Halten Sie sich nun an Ihren Beinen fest, und wölben Sie den Rücken noch stärker (Abb. 18).
6. Führen Sie die gestreckten Arme über den Kopf bis auf den Boden (Abb. 19).
7. Verharren Sie 10 bis 60 Sekunden, und atmen Sie tief.
8. Atmen Sie ein, und legen Sie den Oberkörper wieder ab, entspannen Sie sich. Wiederholen Sie die Übung mit entgegengesetzt verschränkten Beinen.

Variation 2

1. bis **5.** Schritt wie oben.
6. Heben Sie die Arme, verschränken Sie die Unterarme und umfassen Sie Ihre Ellbogen. Versuchen Sie nun, die Arme hinter dem Kopf auf den Boden zu legen (Abb. 20).
7. Schritt 7 und 8 wie oben beschrieben.

Variation 3 (Uttana Padasana)

1. Legen Sie sich mit ausgestreckten Beinen auf den Boden.
2. Lassen Sie die Beine gestreckt, und kommen Sie in die Fisch-Haltung (siehe oben Schritte 3 bis 5). Atmen Sie dabei normal weiter.
6. Atmen Sie aus, und heben Sie die Beine an, bis sie sich in einem Winkel von etwa 45° zum Boden befinden.
7. Legen Sie die Handflächen zusammen, und heben Sie die Arme gestreckt an, bis sie sich parallel zu den Beinen befinden (Abb. 21).
8. Halten Sie die Stellung etwa 10 bis 30 Sekunden, atmen Sie normal weiter.
9. Lösen die Haltung. Atmen Sie aus, und entspannen Sie sich.

III. So ist es richtig

Verlagern Sie Ihr Körpergewicht auf das Gesäß.
In Variation 2 sollten bei der Endstellung nur Ihr Scheitel und das Gesäß den Boden berühren.
Achten Sie darauf, dass Ihr Atem normal weiterfließt.
Sie sollten beim Üben daran denken, dass diese Asana sich positiv auf Ihr Gewicht und Ihre Gesundheit insgesamt auswirkt.
Üben Sie sehr konzentriert.

Für Menschen, die unter Atembeschwerden leiden, ist der Fisch eine sehr wichtige Übung; man sollte sie außerdem nach jeder Haltung üben, bei der Hals und Nacken belastet werden (etwa Kerze oder Pflug). Der Name Fisch passt gut, da man sich in dieser Haltung im Wasser treiben lassen kann.

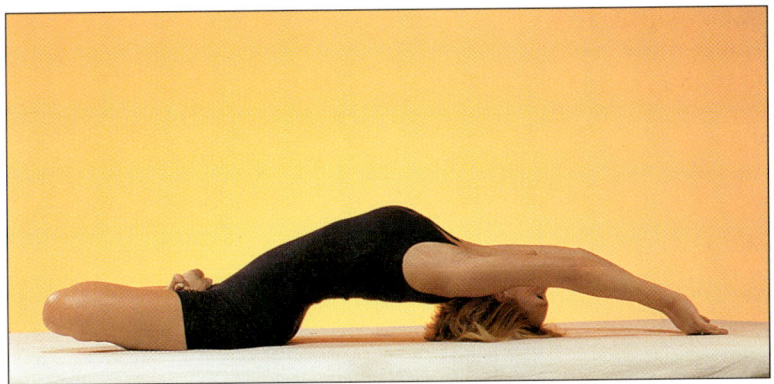

Abb. 19

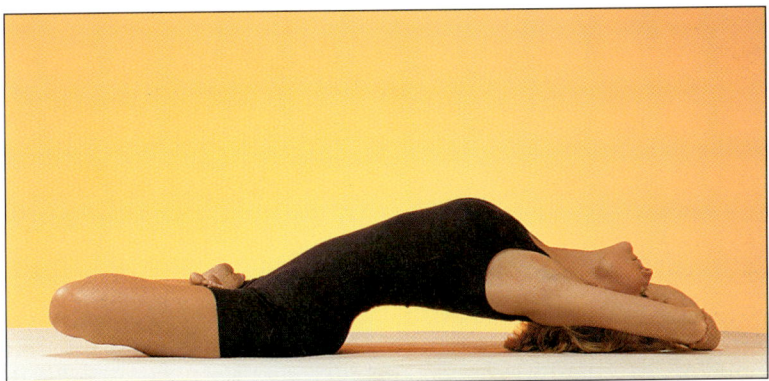

Abb. 20

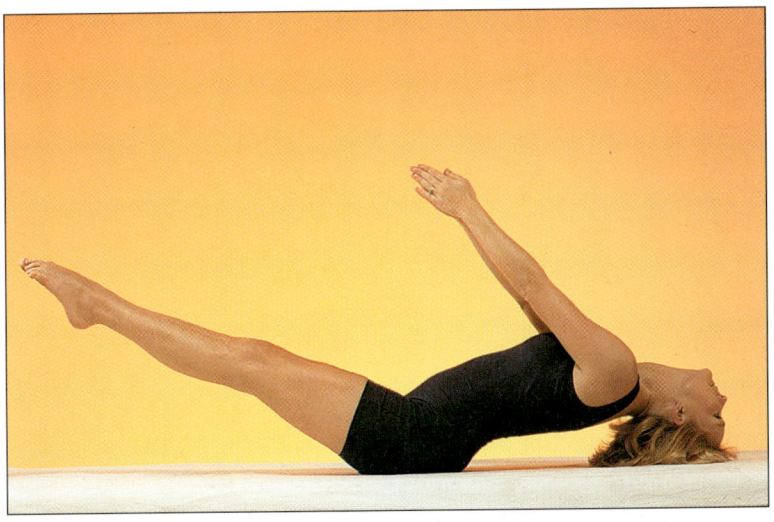

Abb. 21

Frosch (Bhekasana)

I. Wofür die Übung gut ist

Der Frosch
- ▶ lindert rheumatische Beschwerden in den Knien,
- ▶ massiert und stimuliert die inneren Organe,
- ▶ kräftigt die Knöchel,
- ▶ korrigiert Plattfüße durch den Druck auf das Fußgewölbe,
- ▶ mildert Fersensporn und hilft gegen Schmerzen in den Fersen,
- ▶ ist gut gegen Krampfadern, wenn Sie die Endstellung nur kurz halten,
- ▶ macht müde Beine und Füße munter (besonders geeignet für Menschen, die im Beruf viel stehen müssen).

II. Ausführung

1. Legen Sie sich mit dem Gesicht nach unten auf den Boden; strecken Sie die Arme nach hinten und oben aus.
2. Winkeln Sie die Unterschenkel an, und ziehen Sie die Fersen in Richtung Gesäß.
3. Greifen Sie mit der rechten Hand den rechten Fuß und mit der linken Hand den linken Fuß.
4. Ausatmend heben Sie dann Kopf und Schultern vom Boden ab; schauen Sie nach oben.
5. Drehen Sie Ihre Hände so, dass jeweils der Daumen von innen und die übrigen Finger von außen über den Fußrücken fassen können (Abb. 22).
6. Drücken Sie die Füße bis zum Boden hinunter.
7. Verharren Sie 10 bis 30 Sekunden, atmen Sie normal (Abb. 23).
8. Atmen Sie aus, und lösen Sie die Haltung; entspannen Sie sich.
9. Wiederholen Sie die Übung noch ein Mal.

III. So ist es richtig

Achten Sie darauf, dass Ihre Hände die Füße genau wie beschrieben umfassen. Die Füße müssen nach unten gedrückt, nicht gezogen werden.
Der Sitzende Held, die Beckenstreckung, der Japanische (Diamant-)Sitz und der Lotussitz sind Asanas, mit denen Sie sich auf den Frosch vorbereiten können.
Atmen Sie genau wie angegeben.
Drücken Sie Ihre Füße nur so weit nach unten, wie Sie es bequem schaffen. Versuchen Sie es am Anfang nur auf einer Seite.

Wie der Bogen, so ist auch der Frosch zunächst nicht ganz einfach auszuführen. Doch es ist verblüffend leicht, wenn man dabei ganz präzise und sorgfältig vorgeht. Als Übung für Füße und Beine ist er nicht zu übertreffen.

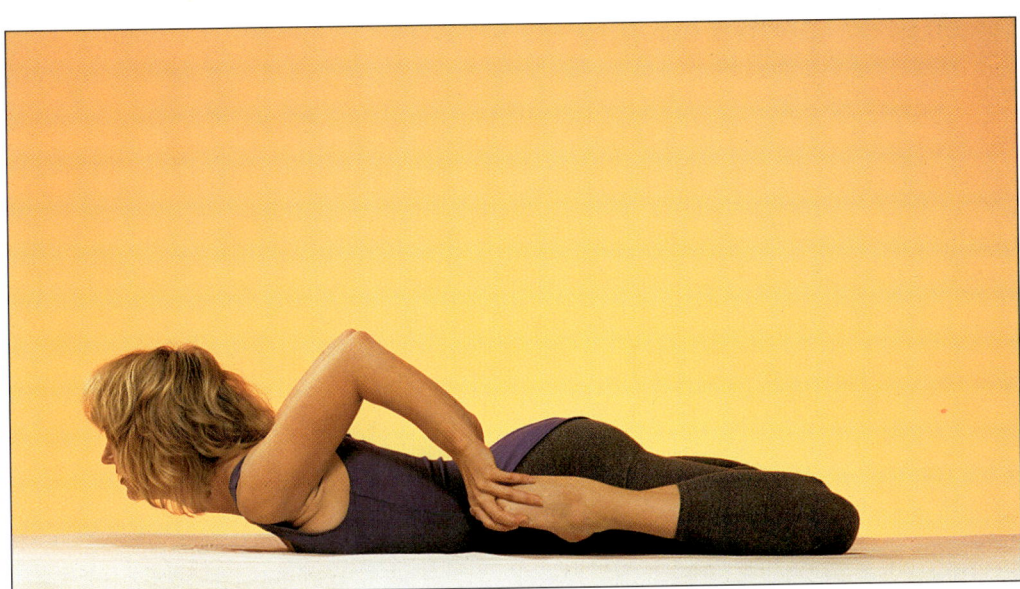

Abb. 22

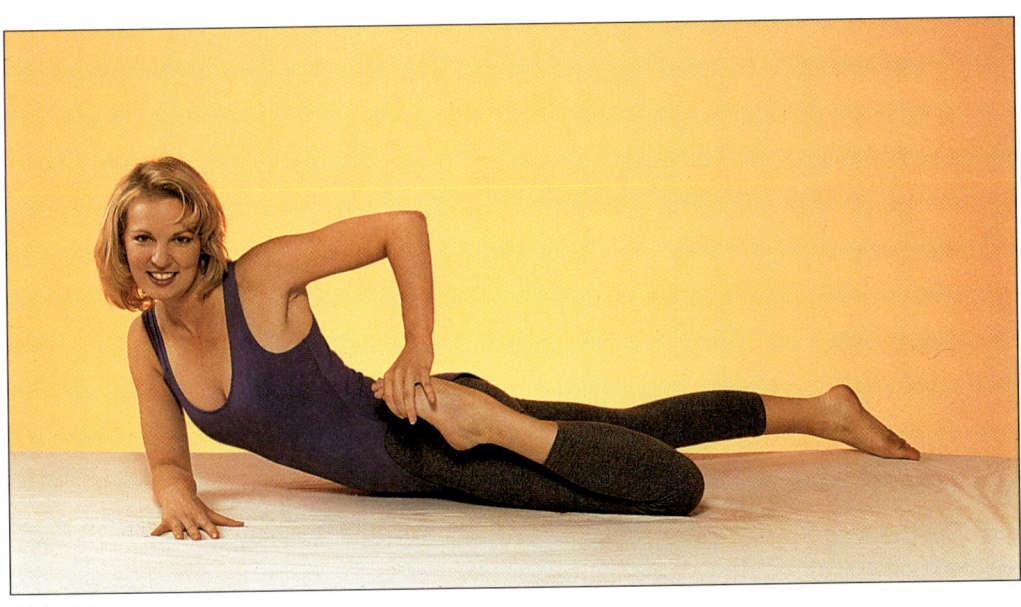

Abb. 23

Gespreizte Beinstreckung im Stehen (Prasarita Padottanasana)

I. Wofür die Übung gut ist

Die Gespreizte Beinstreckung im Stehen
- unterstützt das Abnehmen,
- verbessert die Durchblutung von Oberkörper und Kopf, daher
- fühlt man sich wach und voller Energie,
- dehnt und kräftigt die Beinmuskulatur, macht schöne Beine,
- kann von Menschen mit hohem Blutdruck an Stelle des Kopfstands geübt werden,
- ist die beste Rumpfbeugeübung für Menschen mit Bandscheibenproblemen.

II. Ausführung

1. Stellen Sie sich mit möglichst weit gespreizten Beinen hin (Abb. 24).
2. Stützen Sie Ihre Hände in die Taille. Atmen Sie aus, und beugen Sie sich aus der Hüfte heraus langsam nach vorne. Halten Sie Ihren Rücken dabei ganz gerade.
3. Wenn sich Ihr Oberkörper etwa in der Waagrechten befindet, setzen Sie Ihre Hände schulterbreit auseinander zwischen den Füßen auf den Boden. Die Fingerspitzen zeigen dabei nach vorne.
4. Atmen Sie ein, und heben Sie den Kopf (Abb. 25).
5. Ausatmend beugen Sie die Arme und senken den Kopf, bis Ihr Scheitel genau zwischen den Händen den Boden berührt (Abb. 26).
6. Verharren Sie 10 bis 30 Sekunden, atmen Sie möglichst tief.
7. Atmen Sie aus, und richten Sie sich wieder auf. Entspannen Sie sich. Sie können die Übung noch ein Mal wiederholen.

III. So ist es richtig

Halten Sie Ihre Beine vollkommen gestreckt, und spannen Sie die Knie an (Kniescheiben nach oben ziehen).
Achten Sie darauf, dass sich Hände, Füße und Kopf genau in einer Linie befinden.
Krümmen Sie Ihren Rücken nicht nach vorne, sondern halten Sie ihn möglichst gerade.

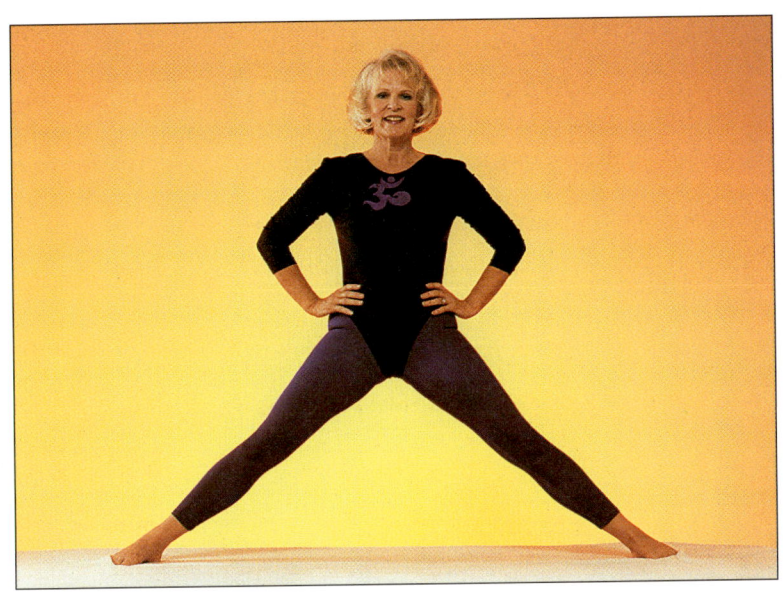
Abb. 24

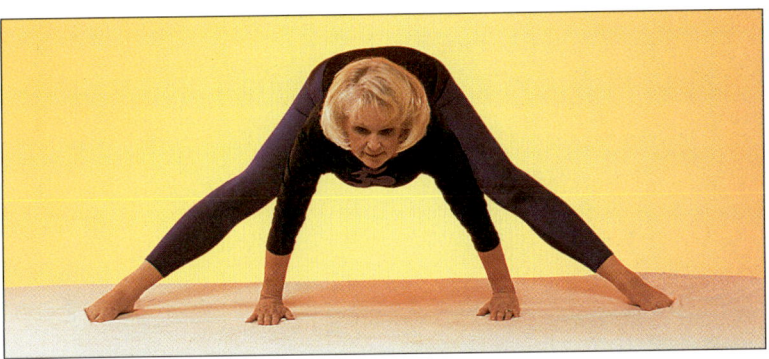
Abb. 25

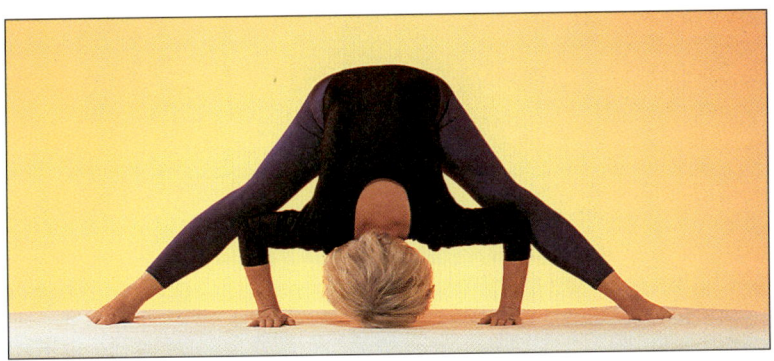
Abb. 26

Gruß an die Sonne (Surya Namaskar)

I. Wofür die Übung gut ist

Der Gruß an die Sonne
- ▶ hilft bei Anspannung und Schlaflosigkeit,
- ▶ gibt neue Energie und eignet sich gut zum Aufwärmen,
- ▶ reduziert Fettpolster am Bauch und in der Taille,
- ▶ dehnt den Brustkorb und erleichtert die Atmung,
- ▶ macht die Wirbelsäule gelenkig und hält sie gesund,
- ▶ verbessert die Durchblutung des ganzen Körpers,
- ▶ kräftigt die Muskulatur,
- ▶ stärkt die Abwehrkräfte,
- ▶ fördert die Ausdauer.

II. Ausführung

1. Stellen Sie sich mit leicht gegrätschten Beinen aufrecht hin; legen Sie die Handflächen vor der Brust aneinander (Abb. 27).
2. Atmen Sie ein, und strecken Sie die Arme nach oben. Beugen Sie sich langsam nach hinten, und schieben Sie dabei das Becken bewusst nach vorne (Abb. 28).
3. Atmen Sie aus, und beugen Sie sich nach vorne, bis Sie Ihre Hände unmittelbar neben den Füßen auf den Boden aufsetzen können. Die Beine bleiben gestreckt (Abb. 29).
4. Atmen Sie ein, kommen Sie in die Hocke, und strecken Sie gleichzeitig (wie beim Tiefen Ausfallschritt) das rechte Bein nach hinten. Achten Sie darauf, dass Ihr Gesäß unten bleibt. Machen Sie das rechte Bein möglichst gerade, schauen Sie nach oben, und beugen Sie Ihren Oberkörper nach hinten (Abb. 30).
5. Halten Sie den Atem an. Strecken Sie nun auch das linke Bein nach hinten, und machen Sie Ihren Körper, ähnlich wie beim Liegestütz, ganz gerade. Ihr Gewicht ruht nur auf Händen und Fußzehen (Abb. 31).
6. Atmen Sie aus, und senken Sie zuerst die Knie, dann die Stirn und zuletzt die Brust zum Boden (Abb. 32).
7. Atmen Sie ein. Senken Sie dann mit einer fließenden Bewegung das Becken, heben gleichzeitig den Kopf und beugen den Oberkörper nach hinten wie bei der Kobra (Abb. 33).
8. Atmen Sie aus, drücken Sie sich mit den Händen ab, strecken das Gesäß nach oben und machen die Beine gerade (wie bei der Hundestreckung). Stel-

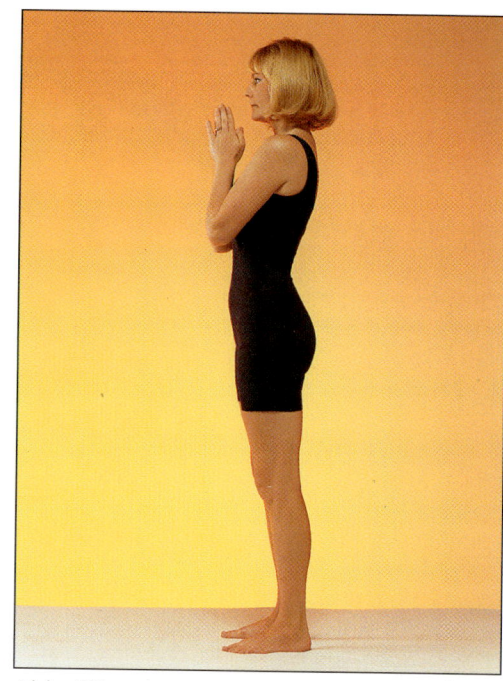

Abb. 27

len Sie Ihre Füße mit der ganzen Fußsohle auf den Boden (Abb. 34).

9. Atmen Sie ein, ziehen Sie das rechte Knie an die Brust, und setzen Sie den rechten Fuß zwischen Ihre Hände. Das linke Bein bleibt nach hinten ausgestreckt. Heben Sie den Kopf, schauen Sie nach oben, und beugen Sie Ihren Oberkörper nach hinten (Abb. 35).

10. Atmen Sie aus, ziehen Sie auch das linke Bein nach vorne, und strecken Sie dann beide Beine (= Endstellung der Rumpfbeuge im Stehen). Versuchen Sie, den Kopf möglichst nahe an die Knie heranzubringen (Abb. 36).

11. Beim Einatmen richten Sie sich mit gestreckten Armen auf und beugen sich so weit wie möglich nach hinten (Abb. 37).
Lassen Sie den Kopf dabei nicht nach hinten fallen.

12. Ausatmend richten Sie sich wieder auf. Senken Sie die Arme, und entspannen Sie sich (Abb. 38).

13. Wiederholen Sie diesen Zyklus mit flüssigen Bewegungen bis zu zwölf Mal. Wechseln Sie die Beine ab.

III. So ist es richtig

Halten Sie nach jedem Schritt nur kurz inne. Stellen Sie sich, während Sie üben, Ihre Bewegungen als ein rhythmisches Vor- und Zurückwogen Ihrer Wirbelsäule vor. Genießen Sie die verschiedenen Dehnungen. Konzentrieren Sie sich auf die Atemtechnik. Versuchen Sie jede Übungsphase möglichst perfekt auszuführen, vermeiden Sie dabei jedoch Überanstrengung.
Strecken Sie in Schritt 4 und 9 das Bein ganz gerade, doch achten Sie darauf, dass

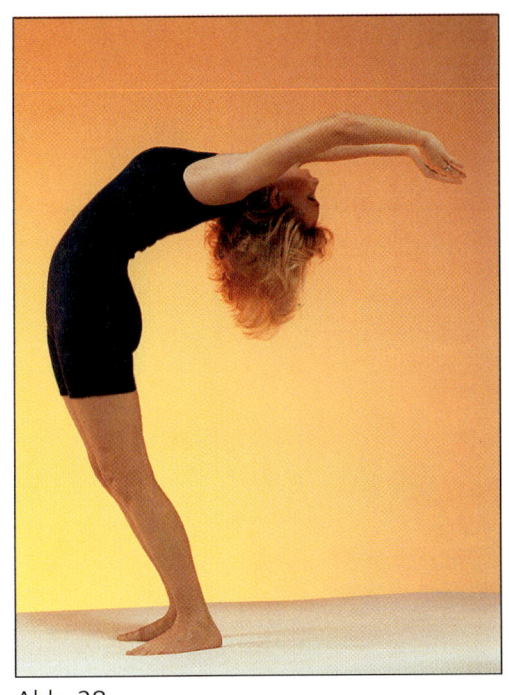

Abb. 28

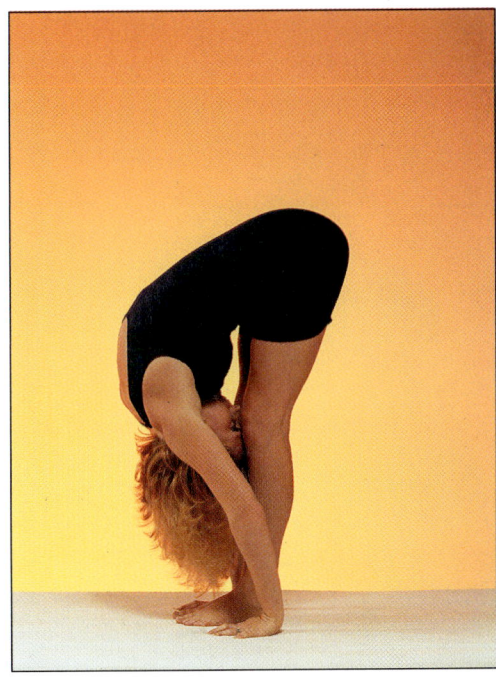

Abb. 29

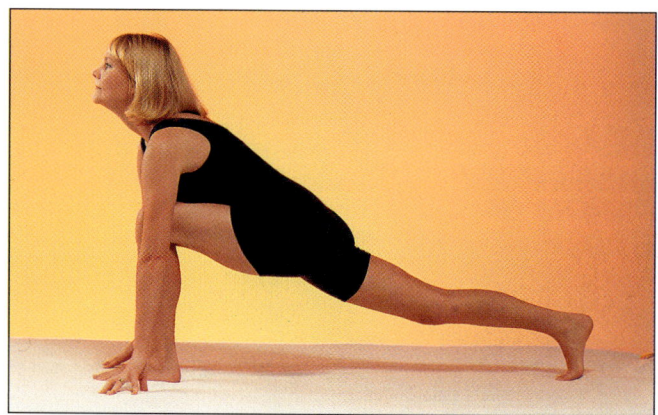

Abb. 30

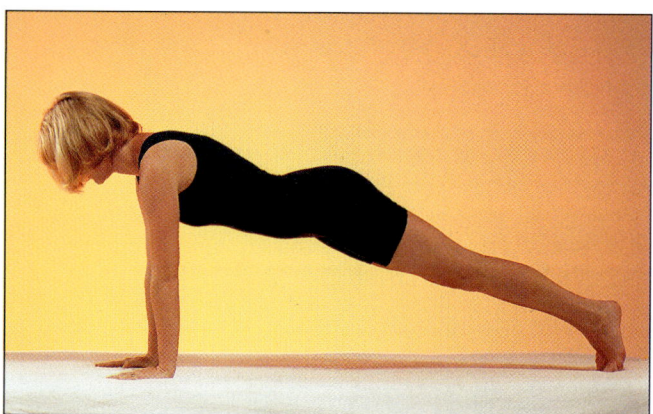

Abb. 31

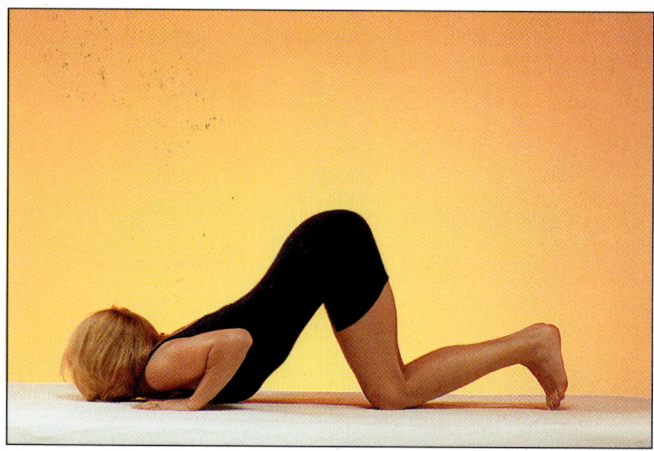

Abb. 32

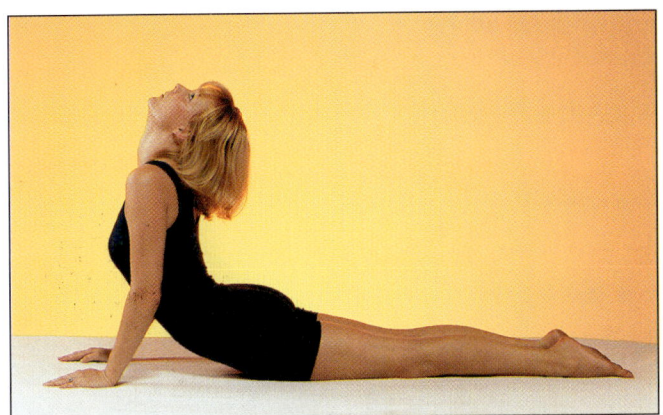

Abb. 33

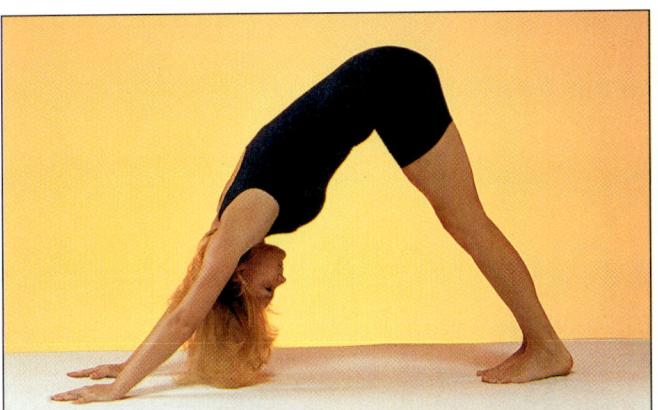

Abb. 34

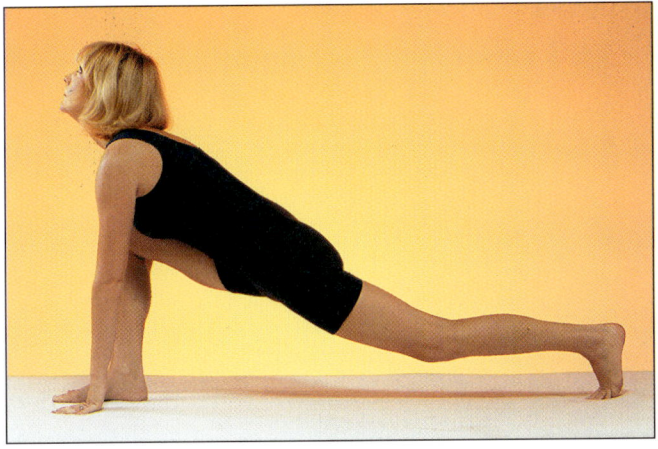

Abb. 35

das Knie und die angezogenen Zehen in Kontakt mit dem Boden bleiben.
Ziehen Sie bei der Rückwärtsbeugung, die in Schritt 4 und 9 beschrieben ist, das Gesäß ein.

Der Gruß an die Sonne wird bei Sonnenaufgang rituell vollzogen und zwölf Mal wiederholt. Die Sonne gilt als Symbol und Quelle strahlender Gesundheit. Sie können die Wirkung dieser Übung dadurch steigern, dass Sie sich vorstellen, Sie würden bei strahlendem Sonnenschein üben, ganz egal, welches Wetter tatsächlich draußen herrscht.
Führen Sie die einzelnen Schritte langsam und fließend aus, und spüren Sie dabei immer den Bewegungen ihre Wirbelsäule nach. Dann wird der Gruß an die Sonne zu einer wahren Wohltat für Ihren ganzen Körper.

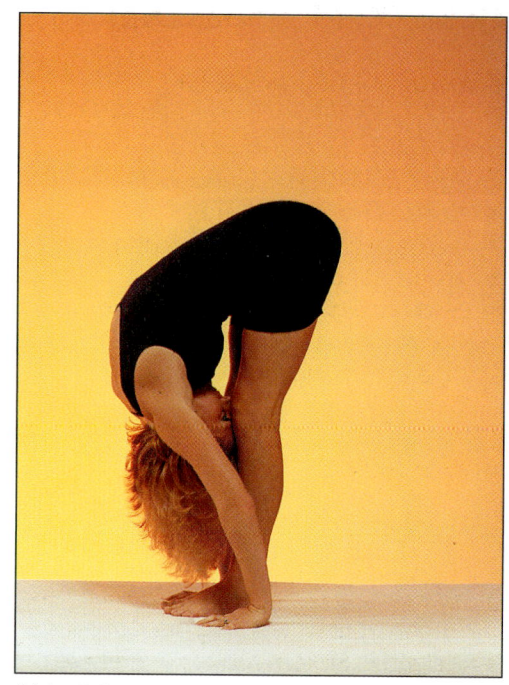

Abb. 36

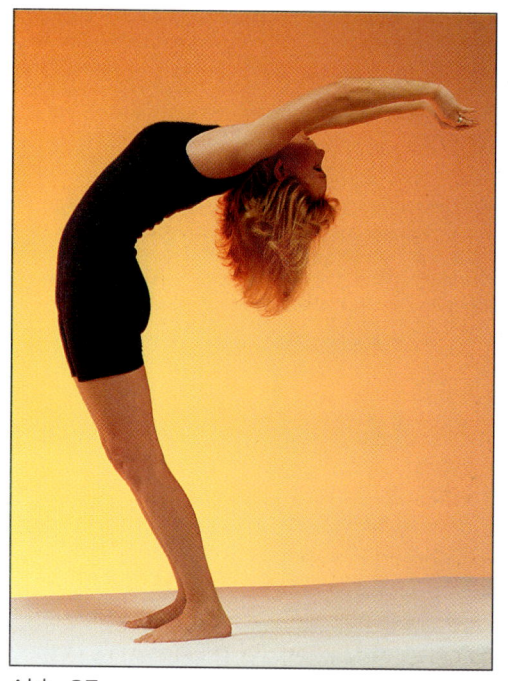

Abb. 37

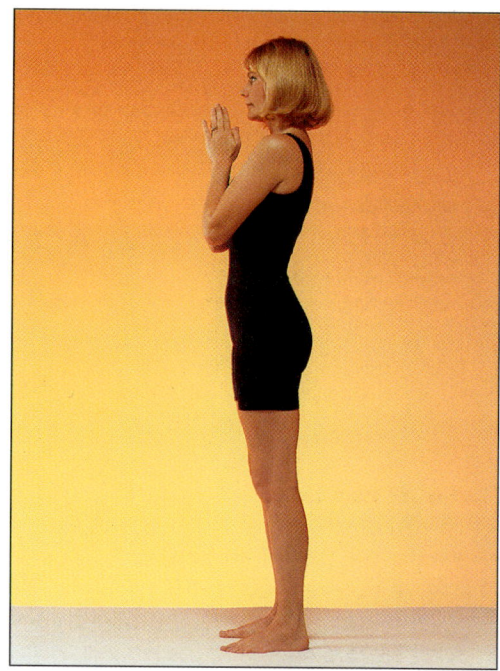

Abb. 38

Hahn (Kukkutanasana)

I. Wofür die Übung gut ist

Der Hahn
- ▶ kräftigt und festigt die Bauchmuskulatur,
- ▶ kräftigt die Handgelenke,
- ▶ verbessert das Gleichgewicht und fördert dadurch eine gute Haltung,
- ▶ ist gut für die Knie,
- ▶ wirkt sich günstig auf das Harnsystem aus.

Wenn man den Lotussitz beherrscht, ist der Hahn verblüffend leicht, und es macht großen Spaß, diese Übung auszuführen.

II. Ausführung

1. Setzen Sie sich mit gestreckten Beinen auf den Boden.
2. Legen Sie den rechten Fuß an den linken Oberschenkel.
3. Beugen Sie das linke Bein, und umfassen Sie Ihren linken Fuß mit beiden Händen. Legen Sie ihn vorsichtig auf den rechten Oberschenkel.
4. Schieben Sie den rechten Fuß etwas unter dem linken Bein hervor.
5. Führen Sie die linke Hand durch die dreieckige Lücke zwischen dem Ober- und Unterschenkel des gebeugten linken Beins. Die Fingerspitzen zeigen nach vorne.
6. Mit der rechten Hand heben Sie nun den rechten Fuß auf das linke Bein und kommen in den vollständigen Lotussitz.
7. Führen Sie nun die rechte Hand durch die dreieckige Lücke zwischen dem Ober- und Unterschenkel des rechten Beins. Ihre Hände sollten möglichst nahe beieinander sein.
8. Atmen Sie aus, und lehnen Sie sich dabei leicht nach vorne; heben Sie das Gesäß vom Boden ab, und balancieren Sie auf Ihren Händen. Atmen Sie möglichst normal weiter (Abb. 39 und 40).
9. Senken Sie ausatmend Ihren Körper; entspannen Sie sich. Wiederholen Sie die Übung, indem Sie die Beine andersherum verschränken.
10. Gehen Sie zuerst in den vollständigen Lotussitz.
11. Führen Sie dann Ihre gestreckten Finger durch die zwischen den Schenkeln entstehenden dreieckigen Öffnungen.
12. Weiter wie oben in Schritt 8 und 9 beschrieben.

III. So ist es richtig

Wenn Ihre Handgelenke zu schwach sind, üben Sie zuerst Krähe und Kobra.
Damit Sie sicherer stehen, dürfen Sie die Finger leicht spreizen.
Ihre Hände sollten so nahe wie möglich beieinander sein.
Beugen Sie Ihre Knie nur so weit, wie es mühelos geht. Versuchen Sie es keinesfalls mit Gewalt, da Sie sonst Verletzungen riskieren.

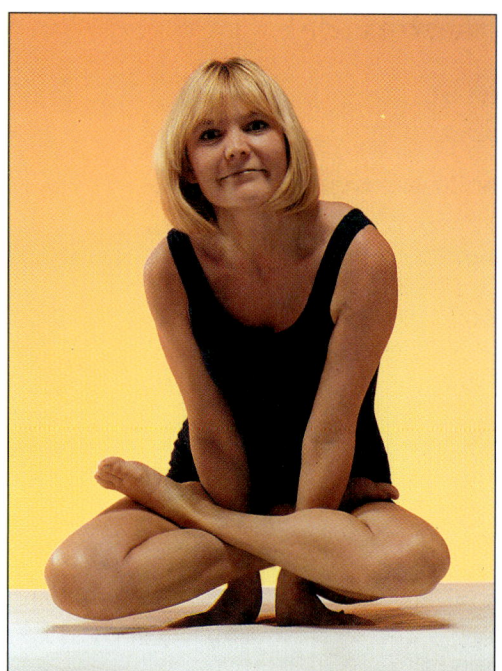

Abb. 39

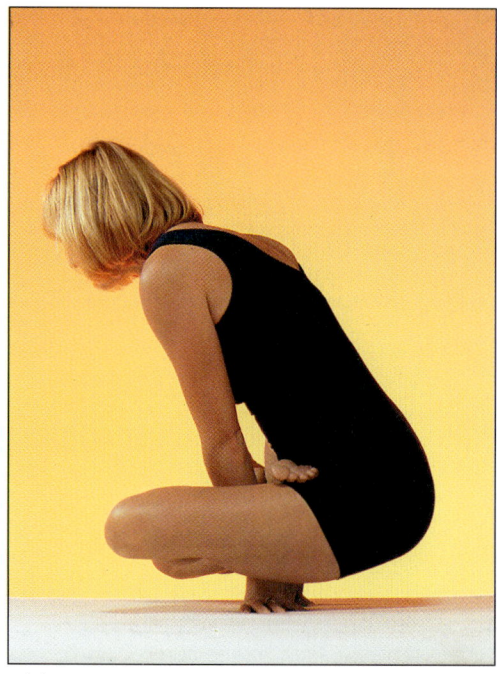

Abb. 40

Heuschrecke (Salabhasana)

I. Wofür die Übung gut ist

Die Heuschrecke
- ▶ lindert Schmerzen im unteren Rücken und kräftigt diesen Bereich,
- ▶ wirkt sich bei Bandscheibenvorfall günstig aus,
- ▶ fördert die Verdauung und bessert Beschwerden im Bauch,
- ▶ kräftigt und festigt Gesäß, Bauch und Oberschenkel,
- ▶ ist gut für Blase und Geschlechtsdrüsen,
- ▶ baut Fettpolster an Hüften, Gesäß und Oberschenkeln ab,
- ▶ verbessert die Blutzirkulation im Kopf, wodurch man sich deutlich wacher und vitaler fühlt,
- ▶ verbessert die Durchblutung der Beckenregion,
- ▶ reguliert die Drüsentätigkeit.

II. Ausführung

1. Legen Sie sich auf den Bauch; die Arme liegen neben dem Körper, die Handflächen zeigen nach oben.
2. Heben Sie den Kopf, sodass nur noch die Kinnspitze den Boden berührt.
3. Ballen Sie die Hände zu Fäusten, und schieben Sie sie unter den Oberschenkeln hindurch bis unter die Leisten.
4. Beim Einatmen spannen Sie den Körper an und drücken sich mit den Armen nach oben. Heben Sie die Beine vom Boden ab, und strecken Sie sie so weit wie möglich in die Höhe (Abb. 41).
5. Verharren Sie 5 bis 10 Sekunden mit angehaltenem Atem.
6. Atmen Sie aus, und senken Sie langsam die Beine. Entspannen Sie sich. Ruhen Sie einen Augenblick aus.

Variation 1

1. und 2. Schritt wie oben beschrieben.
3. Schieben Sie Ihre Hände unter die Oberschenkel. Die Handflächen zeigen nach oben, die Finger zu den Füßen.
4. Fahren Sie fort, wie oben in Schritt 4 bis 6 beschrieben.

Variation 2: Halbe Heuschrecke

1. Legen Sie sich auf den Bauch. Die Arme liegen neben dem Körper, die Handflächen zeigen nach oben.
2. Ballen Sie die Hände zur Faust, und ziehen Sie sie dicht an den Körper heran.

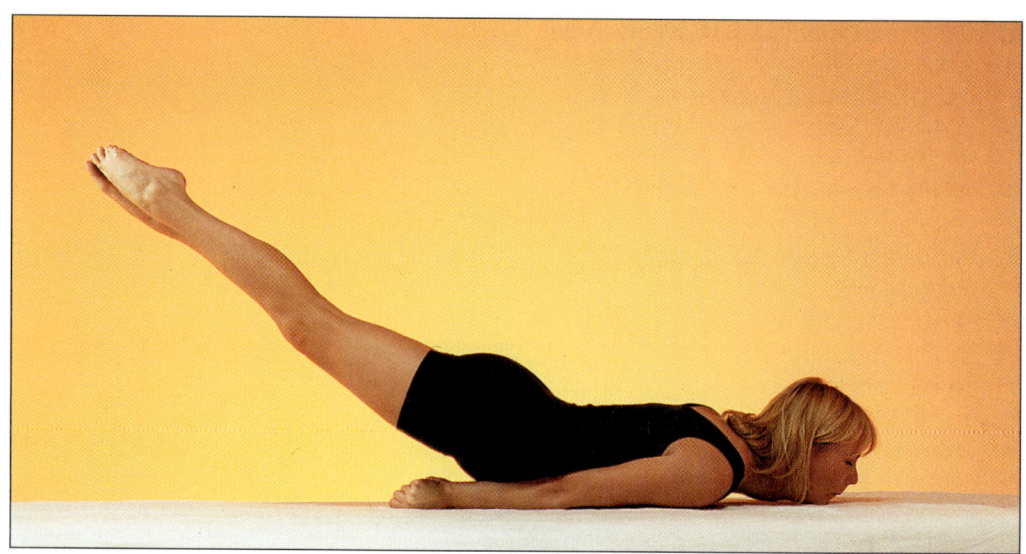

Abb. 41

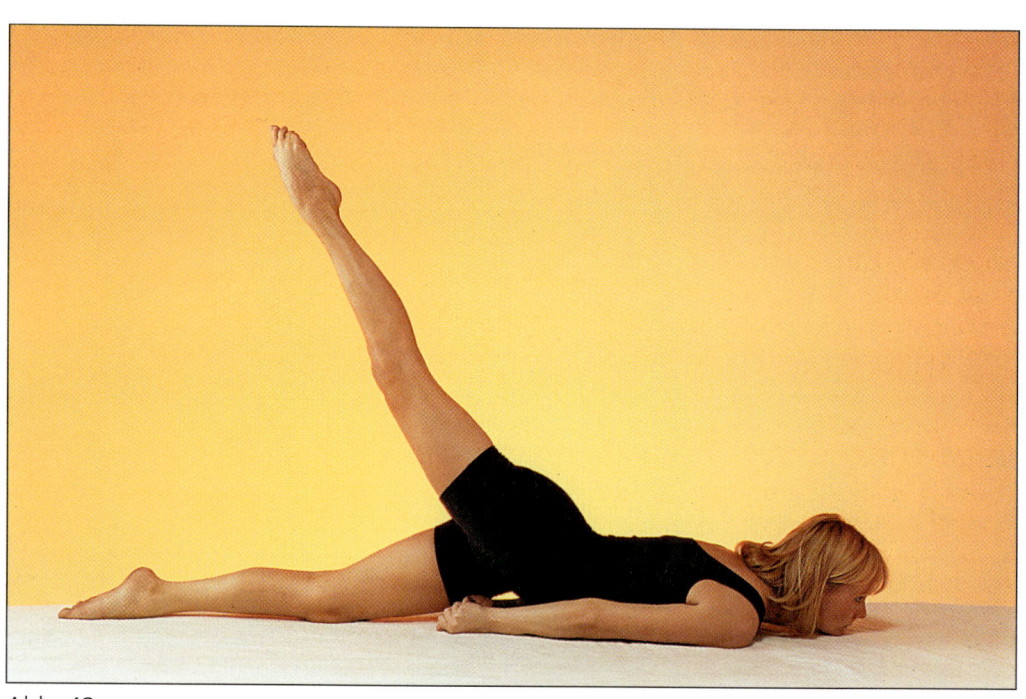

Abb. 42

3. Heben Sie den Kopf, und setzen Sie die Kinnspitze auf den Boden.
4. Atmen Sie ein, und drücken Sie die Arme fest auf den Boden. Heben Sie das gestreckte rechte Bein so weit wie möglich an (Abb. 42).
5. Verharren Sie mit angehaltenem Atem 5 bis 10 Sekunden, atmen Sie aus und legen Sie das Bein wieder ab. Entspannen Sie sich.
6. Wiederholen Sie die Übung mit dem linken Bein. Achten Sie darauf, dass Sie Ihr Körpergewicht nicht auf die Seite verlagern, wo Sie das Bein anheben.
7. Versuchen Sie doch bitte auch einmal, die Fäuste mit den beiden Daumen nach unten aufzusetzen.

III. So ist es richtig

Üben Sie, um Ihren Rücken zu kräftigen, einige Wochen lang zunächst nur die Halbe Heuschrecke.
Atmen Sie kurz vor der Endstellung ein, und richten Sie dann Ihre ganze Energie und Aufmerksamkeit auf Arme und Beine.
Das Kinn drückt fest gegen den Boden.
Halten Sie die Beine möglichst gestreckt.
Um die Beine anheben zu können, müssen Sie die Arme fest gegen den Boden drücken.
Versuchen Sie sich ganz sachte abzustoßen, um die Beine nach oben zu bekommen, aber nur wenn Sie keine Rückenprobleme haben und sich vorher gründlich aufwärmen konnten.
Lösen Sie die Haltung ganz langsam. Sie machen einen Großteil Ihrer Mühe zunichte, wenn Sie sich einfach zusammenfallen lassen.

In der Yoga-Literatur gibt es eine Kontroverse über die Heuschrecke. Da diese Übung – in einer hier nicht beschriebenen, nur für sehr Geübte zu empfehlenden Variante – hartes Training und vergleichsweise heftige Bewegungen erfordert, halten einige Autoren sie für untypisch und empfehlen stattdessen eine (auch Boot genannte) Variante der Übung, die ich in „Yoga für jeden" beschrieben habe.
Ich halte die Heuschrecke für eine sichere und wirkungsvolle Übung. Neben den bereits genannten positiven Effekten stärkt sie die Selbstdisziplin und verleiht Ihnen nicht nur einen wunderbar rosigen Teint aufgrund der verbesserten Durchblutung, sondern auch einen stolzen Blick.

Hundestreckung (Adho Mukha Svanasana)

I. Wofür die Übung gut ist

Die Hundestreckung
▶ erfüllt Sie mit neuer Energie,
▶ bereitet auf den Handstand vor (und kann unbedenklich von Menschen, die unter Bluthochdruck leiden, geübt werden),
▶ macht schöne Beine und Knöchel,
▶ stärkt die Bauchmuskulatur,
▶ verlangsamt den Herzschlag,
▶ wirkt sich bei Arthritis in den Schultergelenken günstig aus,
▶ verbessert die Durchblutung von Kopf und Herz,
▶ löst Verspannungen in Nacken und Schultern,
▶ wirkt sich bei Fersensporn günstig aus,
▶ hilft bei Schmerzen in den Fersen.

II. Ausführung

1. Legen Sie sich bäuchlings auf den Boden, legen Sie Ihre Hände neben die Schultern, die Finger zeigen nach vorn.
2. Ziehen Sie die Füße an, atmen Sie aus, und drücken Sie sich mit gestrecktem Körper in den Liegestütz.
3. Wenn Ihre Arme durchgestreckt sind, knicken Sie Ihren Körper in der Hüfte ab, und strecken Sie das Gesäß langsam nach oben. Verlagern Sie dabei Ihr Gewicht auf die Füße.
4. Schieben Sie Ihren Kopf in Richtung Füße, bis Sie ihn mit dem Scheitel auf den Boden aufsetzen können (Abb. 43).
5. Halten Sie die Beine gerade, spannen Sie Ihre Knie an, und ziehen Sie die Fersen zum Boden herunter.
6. Strecken Sie den Rücken, und machen Sie die Arme gerade; wenn nötig schieben Sie die Hände dazu weiter nach vorne.
7. Verharren Sie 15 bis 60 Sekunden, und atmen Sie normal weiter.
8. Atmen Sie aus, legen Sie den Körper wieder auf dem Boden ab, und entspannen Sie sich.
9. Wenn Sie nicht sehr lange in der Endstellung verharren konnten, sollten Sie die Übung noch zweimal wiederholen.

III. So ist es richtig

Sie können die Arme leicht beugen, um den Kopf auf den Boden zu bringen.
Üben Sie barfuß, um nicht wegzurutschen.
Wenn Ihre Arme nicht kräftig genug sind, um Sie in den Liegestütz hochzudrücken, probieren Sie die Übung zunächst aus dem Vierfüßlerstand heraus.
Drücken Sie Ihre Fersen auf den Boden hinunter.
Strecken Sie die Beine, und spannen Sie die Knie an.
Denken Sie daran, dass die Hundestreckung eine Übung für Fortgeschrittene ist und dass es eine Weile dauert, bis man sie richtig beherrscht.

Ich halte die Hundestreckung für eine der wichtigsten Yoga-Haltungen. Bei nachlassender Energie macht sie wieder frisch und munter; sie löst Verspannungen im ganzen Körper und wirkt wie eine gute Fußmassage. Ich persönlich übe sie sehr gern.

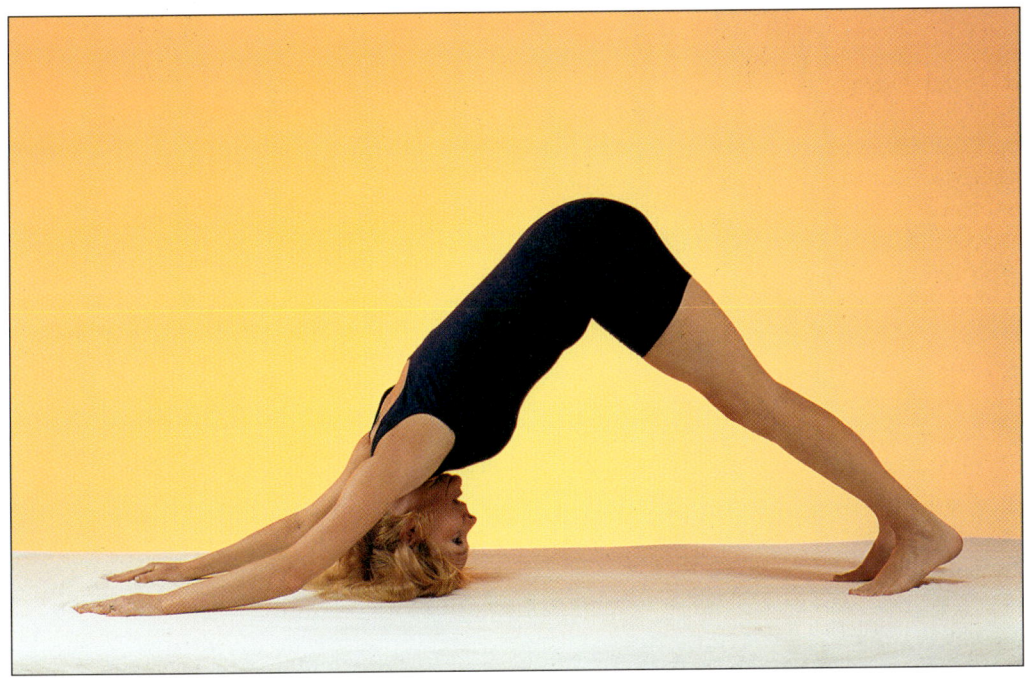

Abb. 43

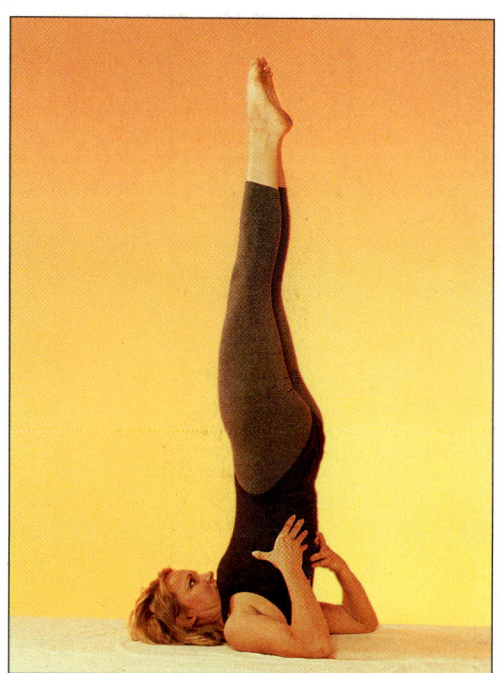

Abb. 44

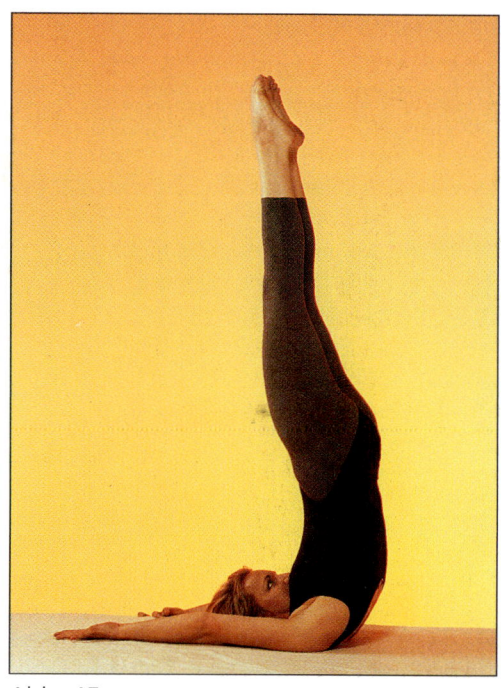

Abb. 45

Kerze (Sarvangasana) – Variationen

I. Wofür die Übung gut ist

Die Kerze ist ein wahres Allheilmittel; sie
▶ verbessert die Durchblutung von Gehirn, Wirbelsäulen- und Beckenregion, die aufgrund unserer aufrechten Haltung selten ausreichend mit sauerstoffreichem Blut versorgt werden,
▶ stimuliert durch den Druck des Kinns die Schilddrüse und hilft bei der Gewichtsabnahme,
▶ stärkt und beruhigt das Zentralnervensystem bei Anspannung und Schlaflosigkeit und wirkt verjüngend,
▶ hat einen positiven Einfluss auf die Hormondrüsen,
▶ lindert Herzklopfen, Atemlosigkeit, Bronchitis, Halsbeschwerden und

Asthma aufgrund der deutlich verbesserten Blutzirkulation in Hals und Brust,
▶ nimmt durch die Umkehrhaltung Druck von den Bauchorganen, reguliert dadurch die Verdauungsprozesse, befreit den Körper von Giftstoffen und erhöht sein Energiepotential,
▶ hilft bei Harnwegserkrankungen, Menstruationsbeschwerden und Hämorrhoiden,
▶ tut gut bei Krampfadern und schmerzenden Beinen,
▶ wirkt vitalisierend bei Anämie und Energiemangel,
▶ entspannt den ganzen Körper,
▶ regeneriert die Geschlechtsdrüsen und -organe,
▶ dehnt die Wirbelsäule,
▶ kräftigt und festigt die Rücken-, Bein-, Nacken- und Bauchmuskulatur.

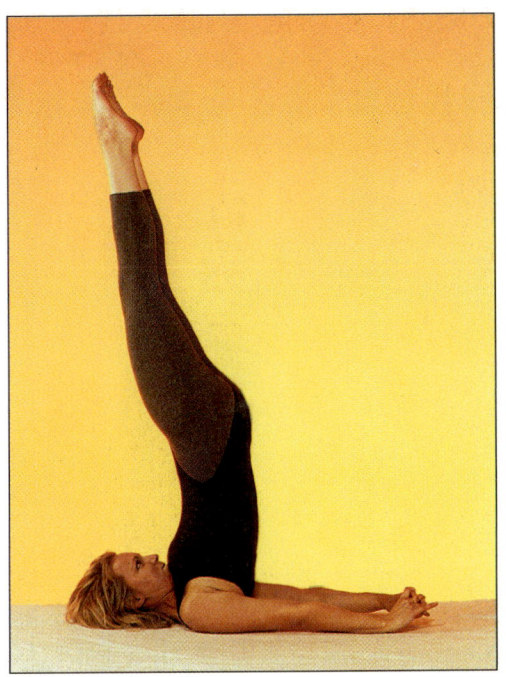

Abb. 46

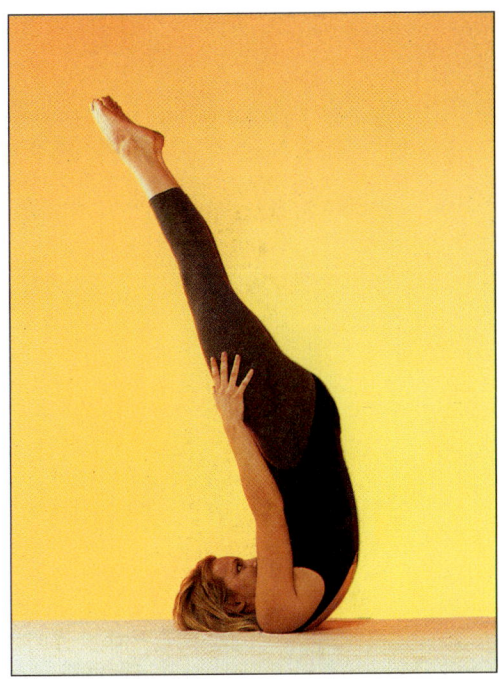

Abb. 47

II. Ausführung

Variation 1

1. Legen Sie sich mit gestreckten Beinen auf den Boden. Die Hände liegen dicht am Körper, die Handflächen zeigen nach unten.
2. Atmen Sie aus, und heben Sie, indem Sie die Bauch- und Beinmuskeln anspannen, langsam die Beine, bis sie sich senkrecht zum Boden befinden.
3. Stützen Sie sich mit den Händen ab. Ihre Hände sollten nicht flach auf dem Boden aufliegen, sondern etwas gewölbt sein, sodass unter der Hand ein kleiner Hohlraum entsteht. Atmen Sie zweimal aus und ein.

4. Heben Sie dann das Gesäß und die untere Partie des Rückens an; umfassen Sie Ihre Taille, wobei die Daumen nach vorne zeigen. Weichen Sie dabei nicht mit den Ellbogen nach außen aus. Sie sind nun in der Halben Kerze.
5. Strecken Sie die Beine, und ziehen Sie das Gesäß soweit Sie können ein, ohne dabei das Gleichgewicht zu verlieren.
6. Wenn Sie sicher stehen, drücken Sie sich weiter nach oben und stützen sich mit den Händen am Brustkorb ab. Ziehen Sie das Gesäß ein (Abb. 44).
7. Strecken Sie Beine und Füße kerzengerade nach oben. Verharren Sie anfangs 10 bis 60 Sekunden; steigern Sie sich nach und nach auf 3 Minuten. Atmen Sie die ganze Zeit über normal weiter.

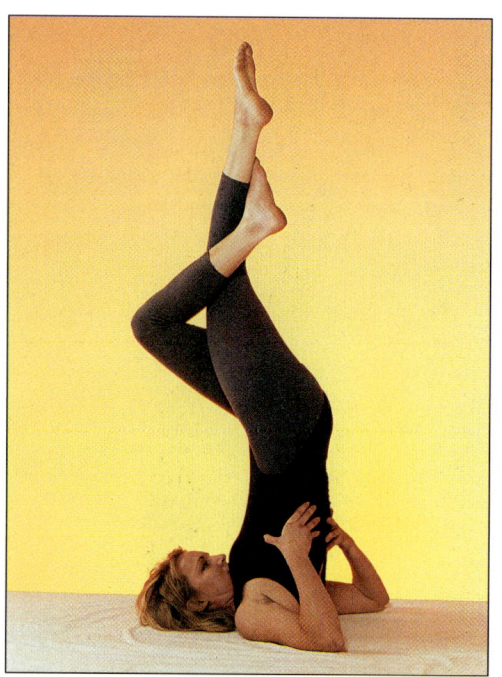

Abb. 48

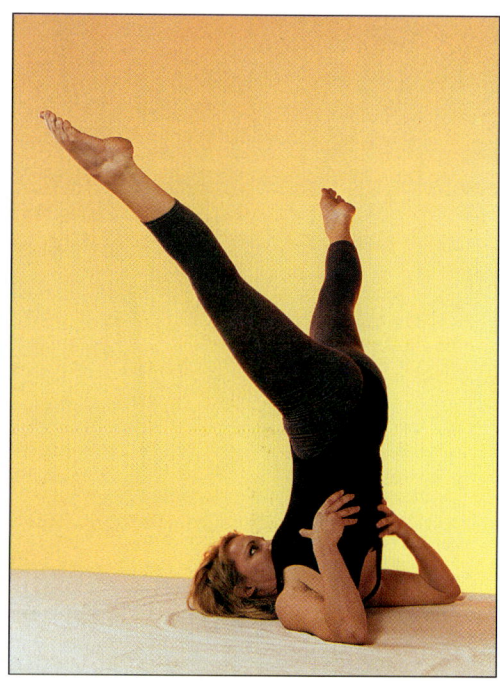

Abb. 49

Weitere Variationen

Wenn Sie diese Haltung mit perfekter Streckung und ganz sicher ausführen können, sollten Sie die folgenden Variationen ausprobieren. Sie haben nicht nur zusätzliche positive Wirkungen, sondern bringen auch Abwechslung in Ihren Übungsplan.

1. Verlagern Sie Ihr Körpergewicht auf den Nacken, nehmen Sie die Hände vom Rücken weg, und legen Sie die Arme gestreckt auf den Boden (Abb. 45).
2. Verfahren Sie wie in Variation 1 beschrieben, verschränken Sie die Finger, drehen Sie die Hände in den Handgelenken, sodass die kleinen Finger am Boden sind und die Handflächen vom Körper wegzeigen (Abb. 46).
3. Verlagern Sie Ihr Gewicht auf den Nacken, und legen Sie die Arme auf dem Boden ab. Halten Sie so das Gleichgewicht, und führen Sie die ge-streckten Arme am Boden entlang nach oben, bis sie neben den Ohren liegen. Die Handflächen zeigen dabei nach oben.
4. Verfahren Sie wie in Variation 1 beschrieben, konzentrieren Sie sich ganz darauf, das Gleichgewicht zu halten, und legen Sie dann Ihre Hände seitlich an die Oberschenkel (Abb. 47).
5. Wie in Variation 4 beschrieben; legen Sie Ihre Hände auf die Oberschenkel. Senken Sie die Beine nun in Richtung Kopf, sodass das Gewicht der Beine nun auf Ihren Händen ruht (Ruhestellung).
6. Kreuzen Sie die Knöchel, oder verschränken Sie die Beine wie beim Adler (Abb. 48).
7. Spreizen Sie die Beine zur Seite (Abb. 49).

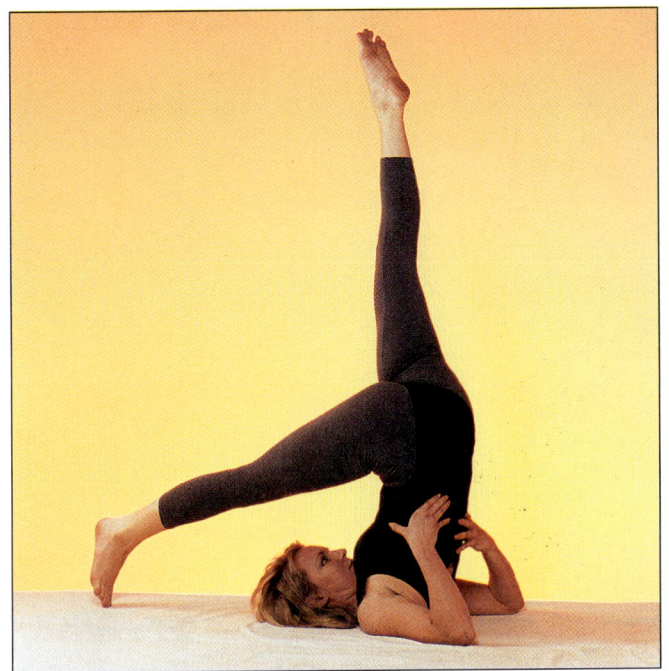

Abb. 50

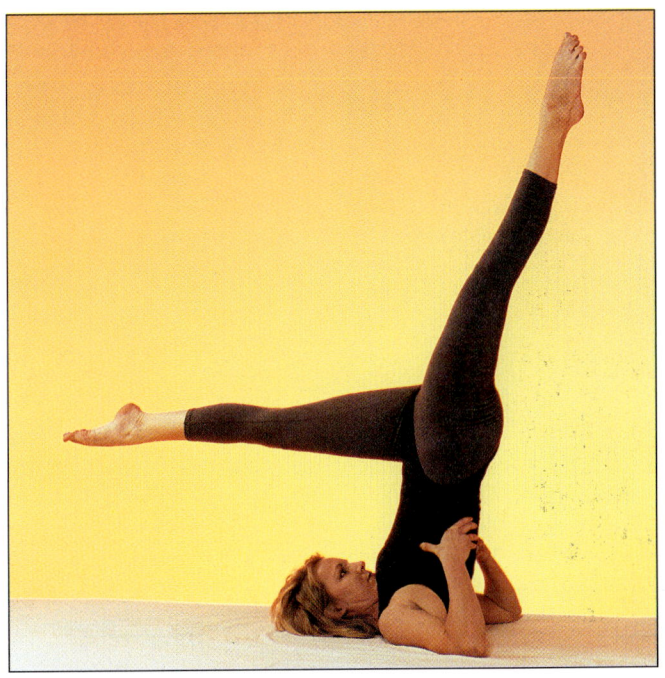

Abb. 51

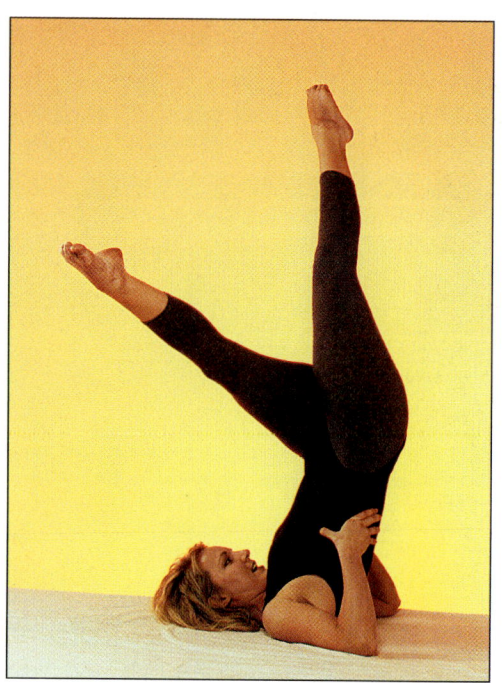

Abb. 52

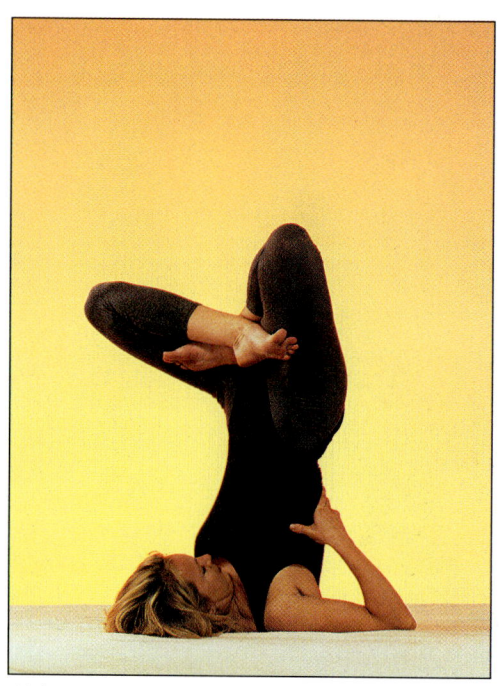

Abb. 53

8. Senken Sie ein Bein gestreckt ab, bis die Zehen hinter Ihrem Kopf den Boden berühren. Das andere Bein bleibt nach oben ausgestreckt. Wiederholen Sie die Übung mit dem anderen Bein (Abb. 50).

9. Spreizen Sie die Beine wie zu einem großen Schritt, sodass das eine Bein nach vorne, das andere nach hinten zeigt (Abb. 51).

10. Spreizen Sie die Beine, und drehen Sie sich dann in der Taille, wobei die Beine im Hüftgelenk nicht bewegt werden dürfen.

11. Kreuzen Sie die Oberschenkel, und spreizen Sie die Beine dabei so weit wie möglich (Abb. 52).

12. Wie in 10. beschrieben, doch mit einer Drehung in der Taille.

13. Verschränken Sie die Beine wie beim Lotussitz (Abb. 53).

14. Beugen Sie die Beine, und lassen Sie Ihre Unterschenkel locker nach unten hängen. Die Zehenspitzen zeigen zum Boden, der Rücken ist gerade (Abb. 54).

15. Beugen Sie die Beine, legen Sie Ihre Fußsohlen aneinander. Die Knie zeigen seitlich vom Körper weg (Abb. 55).

16. Bringen Sie ein Bein seitlich neben dem Körper nach unten bis zum Boden. Das andere bleibt nach oben gestreckt. Wiederholen Sie die Übung mit dem anderen Bein.

17. Senken Sie ein Bein gestreckt ab, bis die Zehen hinter Ihrem Kopf den Boden berühren. Das andere Bein bleibt nach oben ausgestreckt. Wiederholen Sie die Übung mit dem anderen Bein (Abb. 56).

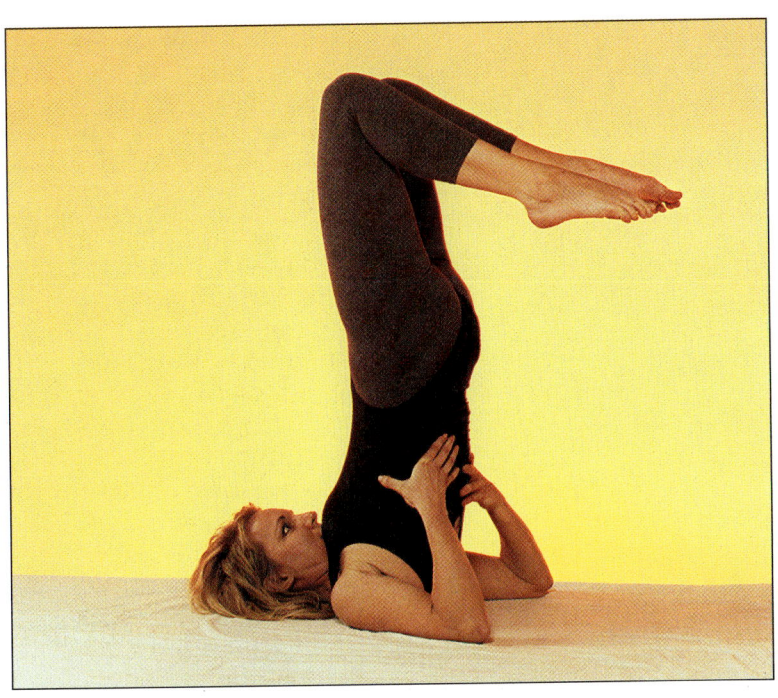

Abb. 54

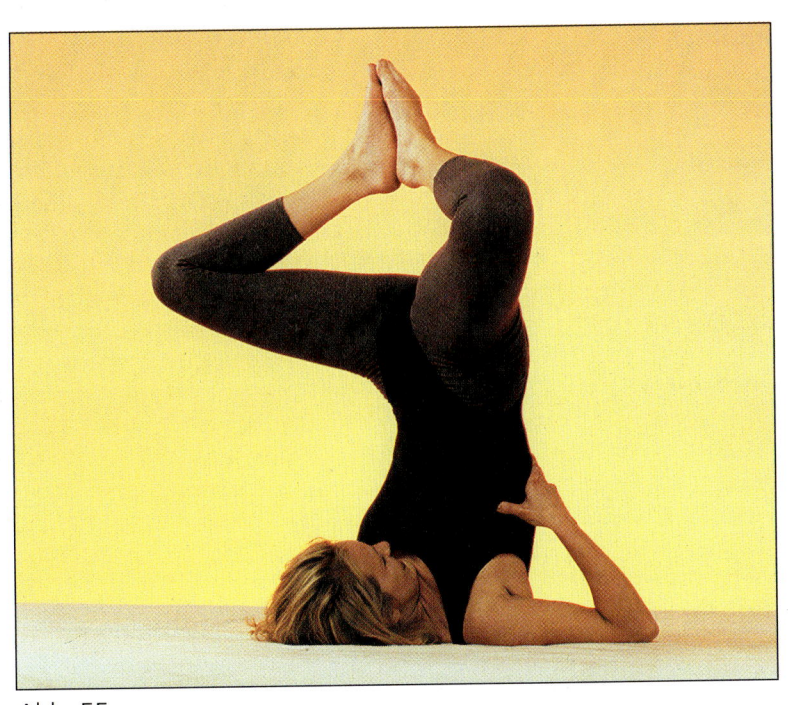

Abb. 55

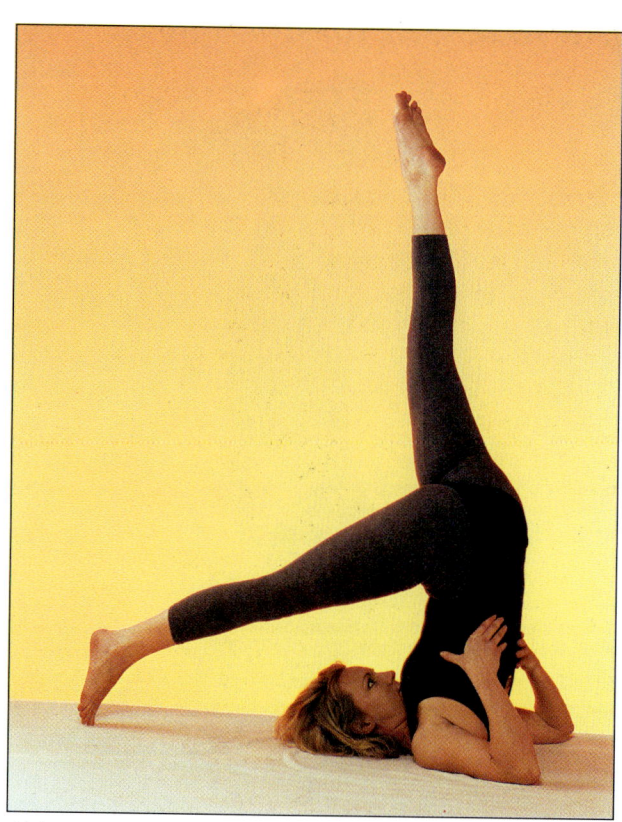

Abb. 56

III. So ist es richtig

Ziehen Sie das Gesäß ein, um ganz gerade zu werden.

Strecken Sie die Zehen nach oben.

Sie brauchen sich keine Sorgen zu machen, wenn Sie anfangs leicht benommen oder schwindlig werden. Das ist ganz normal und kommt daher, dass die Blutgefäße sich plötzlich erweitern. In Zweifelsfällen sollten Sie sich jedoch unbedingt an Ihren Arzt wenden. Informieren Sie sich darüber, unter welchen Umständen Sie auf Umkehrstellungen verzichten müssen.

Gehen Sie geduldig mit sich um. Es ist wichtig, dass Sie überhaupt nach oben kommen, auch wenn Ihnen anfangs keine perfekte Kerze gelingt.

Die Kerze ist die zweitwichtigste Yoga-Asana; für diejenigen, die den Kopfstand nicht beherrschen oder ihn nicht ausführen dürfen, ist sie sogar die wichtigste. Wenn man die Kerze – die ein wahres Allheilmittel gegen alle möglichen Beschwerden ist – regelmäßig übt, kann man getrost auf den Kopfstand verzichten. Doch schon die Halbe Kerze, bei der man sich mit den Händen in der Taille abstützt, ist eine äußerst wirkungsvolle Übung. Es bringt mehr, die Halbe Kerze richtig und regelmäßig zu üben, als die vollständige Kerze schlecht auszuführen. Die Halbe Kerze wirkt sich besonders auf die Geschlechtsdrüsen günstig aus.

Kniepresse (Antimeteorismus-Haltung)

I. Wofür die Übung gut ist

Die Kniepresse
▶ wird auch als „windbefreiende" Haltung bezeichnet,
▶ beseitigt Blähungen und Verdauungsgase,
▶ verbessert Verdauung und Ausscheidung,
▶ ist gut geeignet für stark übergewichtige oder ältere Menschen, da man mit ihr ohne allzu große Anstrengung gute Resultate erzielt,
▶ lindert Rückenschmerzen,
▶ stärkt den Lendenbereich der Wirbelsäule,
▶ kräftigt die Bauchmuskulatur,
▶ löst Verspannungen in Nacken, Rücken und Schultern,
▶ kräftigt die Nackenmuskulatur.

II. Ausführung

1. Legen Sie sich auf den Rücken; die Arme liegen ausgestreckt neben dem Körper.
2. Beugen Sie das rechte Knie, und ziehen Sie es zur Brust.
3. Legen Sie Ihre gefalteten Hände um das Knie; atmen Sie ein, und drücken Sie es beim Einatmen gegen Bauch und Brust. Das linke Bein bleibt gestreckt, der Kopf liegt auf dem Boden.
4. Verharren Sie mit angehaltenem Atem 5 bis 10 Sekunden (Abb. 57).
5. Ausatmend legen Sie das Bein wieder ab, und entspannen Sie sich.
6. Wiederholen Sie die Übung mit dem linken Bein.
7. Wiederholen Sie die Übung mit beiden Beinen gleichzeitig.

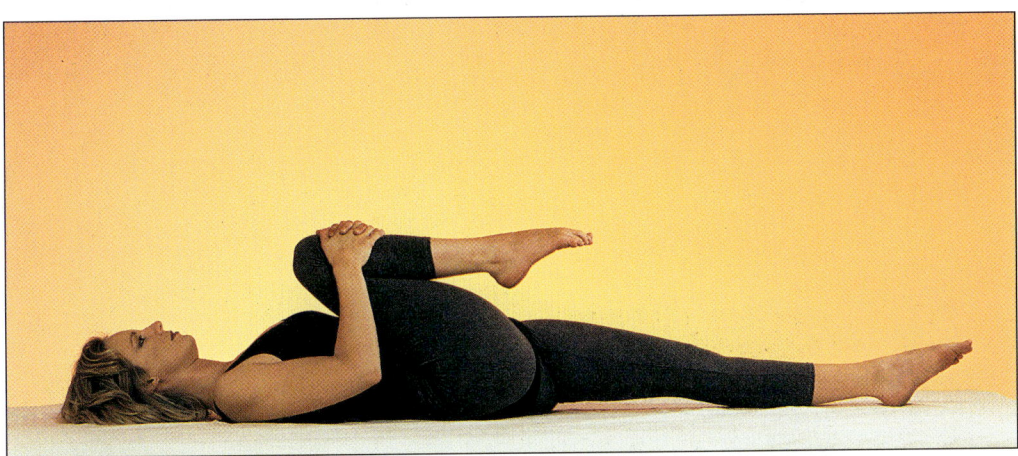

Abb. 57

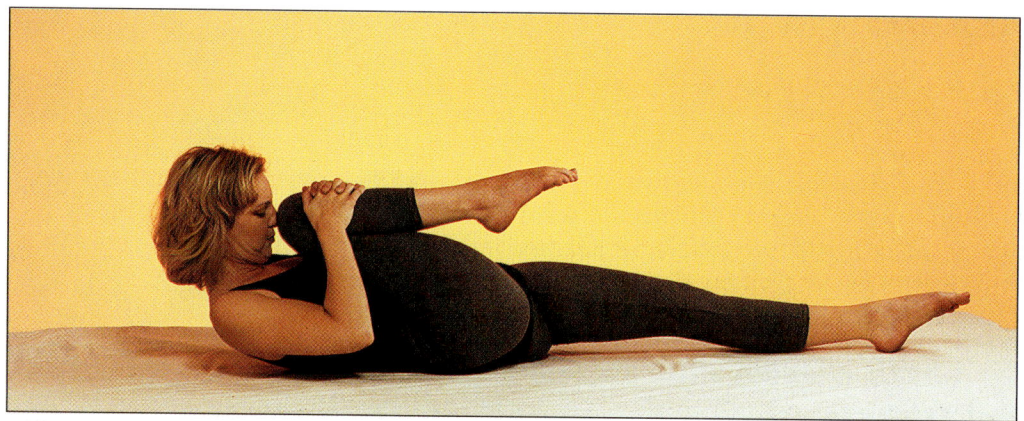
Abb. 58

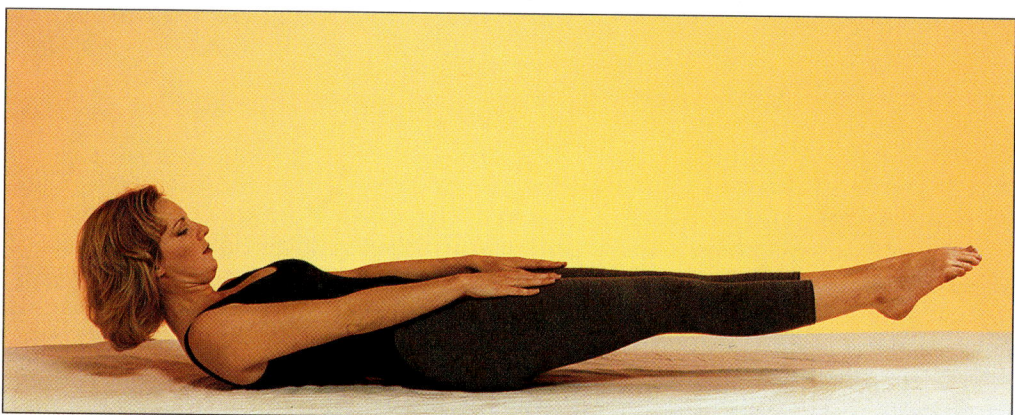
Abb. 59

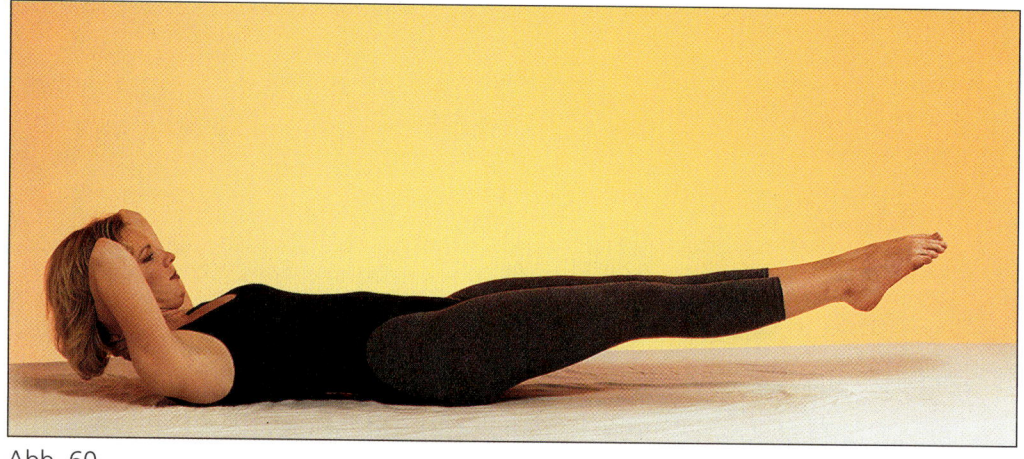
Abb. 60

Variation 1

1. und **2.** Schritt wie oben beschrieben.
3. Atmen Sie ein, umfassen Sie mit verschränkten Händen Ihr rechtes Knie, und drücken Sie es gegen Ihre Brust.
4. Heben Sie gleichzeitig den Kopf, und versuchen Sie, die Stirn an das Knie zu drücken.
5. Halten Sie die Stellung mit angehaltenem Atem 5 bis 10 Sekunden lang (Abb. 58).
6. Atmen Sie aus, und legen Sie das Bein wieder auf dem Boden ab, entspannen Sie sich.
7. Wiederholen Sie die Übung mit dem linken Bein.
8. Wiederholen Sie die Übung mit beiden Beinen zugleich.

Weitere Variationen

1. Legen Sie sich auf den Rücken; legen Sie Ihre Hände auf die Oberschenkel, und strecken Sie die Beine. Einatmend heben Sie dann langsam Kopf und Schultern so hoch Sie können. Der Rücken bleibt dabei am Boden. Halten Sie den Atem so lange wie möglich an. Atmen Sie aus, entspannen Sie sich.
2. Wie eben beschrieben; heben Sie dabei die Füße wenige Zentimeter vom Boden ab (Abb. 59).
3. Wie in 2. beschrieben, doch mit hinter dem Kopf verschränkten Händen (Abb. 60).

III. So ist es richtig

Wenn Sie unter sehr hohem Blutdruck oder unter Herzbeschwerden leiden, sollten Sie beim Üben nicht den Atem anhalten. Atmen Sie dann einfach normal weiter.
Strecken Sie das am Boden liegende Bein aus.
Halten Sie das gebeugte Bein gut fest, und drücken Sie es kräftig gegen den Bauch.
Lassen Sie sich nicht entmutigen, wenn Knie und Stirn sich anfangs gar nicht nähern wollen. Diese Haltung bewirkt schon viel, wenn man es nur versucht.

Die Kniepresse gehört zum „Soforthilfe"-Programm. Sie sollten sie üben, wenn Sie Beschwerden haben. Diese Asana hilft und kräftigt zugleich.

Kobra (Bhujangasana) – Variationen

I. Wofür die Übung gut ist

Die Variationen der Kobra
- wirken vitalisierend,
- dehnen den Brustkorb und entwickeln die Brustmuskulatur,
- wirken sich günstig auf die Funktion der Körperdrüsen aus,
- dehnen den Schultern- und Nackenbereich und lösen Verspannungen,
- sind eine Wohltat für den Lenden- und Kreuzbeinbereich der Wirbelsäule,
- fördern die Durchblutung der Beckenregion,
- beheben Probleme beim Wasserlassen,
- festigen das Kinn,
- kräftigen die Handgelenke,
- massieren den Bauch.

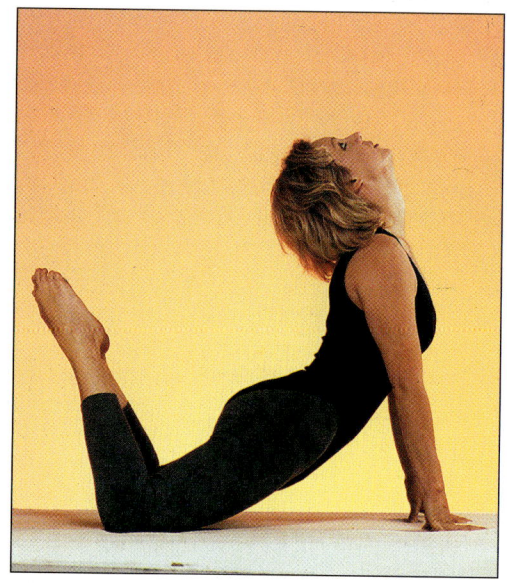

Abb. 62

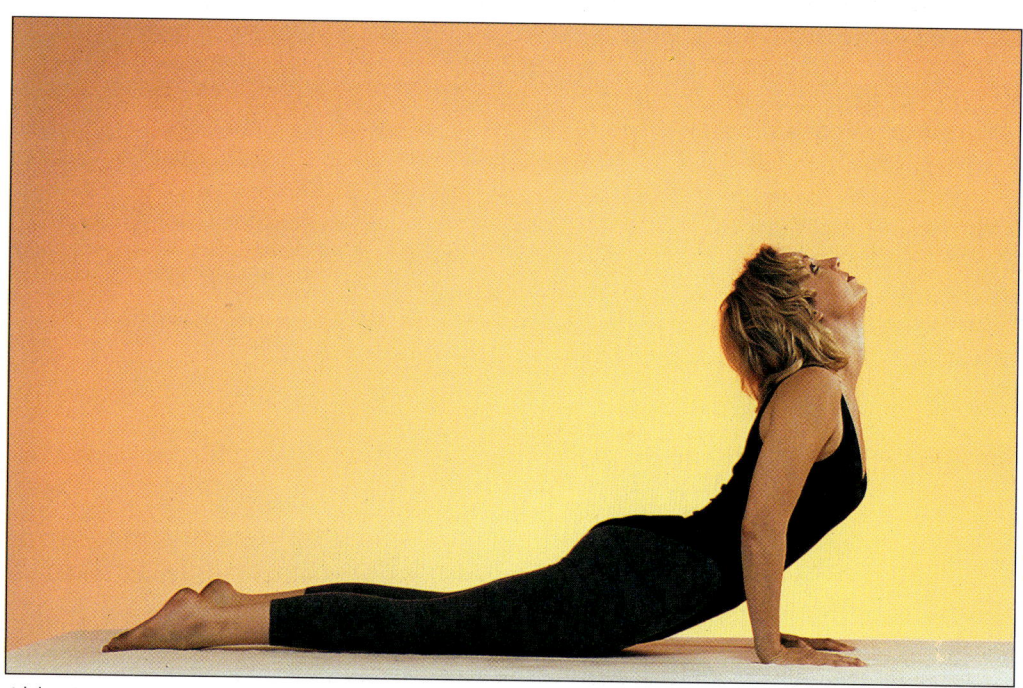

Abb. 61

54

II. Ausführung

Variation 1

1. Legen Sie sich auf den Bauch; die Hände liegen neben dem Körper, die Füße sind dicht zusammen.
2. Setzen Sie die Hände mit den Handflächen nach unten in Höhe Ihrer Taille auf; die Fingerspitzen zeigen zum Kopf.
3. Atmen Sie ein, und nehmen Sie die Kobra-Haltung ein: Drücken Sie sich mit den Armen ab, und strecken Sie Kopf und Oberkörper so weit wie möglich nach hinten.
4. Die Arme müssen dabei nicht ganz gerade sein. Drücken Sie das Schambein fest gegen den Boden, und spannen Sie Gesäß und Oberschenkel an (Abb. 61).
5. Ausatmend heben Sie die Unterschenkel, und versuchen Sie, mit Ihren Zehen den Kopf zu berühren.
6. Halten Sie die Stellung 5 bis 15 Sekunden, atmen Sie normal weiter (Abb. 62).
7. Lösen Sie die Spannung langsam mit einer Ausatmung. Wiederholen Sie die Übung zweimal.

Variation 2: Kobra auf Zehenspitzen (Urdva Mukha Svanasana)

1. Legen Sie sich bäuchlings hin, setzen Sie die Hände in Taillenhöhe mit den Handflächen nach unten auf den Boden auf, die Beine sind etwas gegrätscht.
2. Atmen Sie ein, und heben Sie Kopf, Nacken, Schultern und Rücken wie bei der Kobra-Haltung.
3. Drücken Sie sich kräftig mit den Händen nach oben, strecken Sie die Arme, und spannen Sie dabei die Ellbogen an.
4. Gleichzeitig verlagern Sie Ihr Gewicht auf die Füße, die gerade nach hinten zeigen. Halten Sie die Beine gestreckt, spannen Sie die Knie an, und heben Sie sie ein paar Zentimeter vom Boden ab.
5. Spannen Sie auch Oberschenkel und Gesäß an, und nehmen Sie den Kopf nach hinten.
6. Verharren Sie 10 bis 30 Sekunden, und atmen Sie normal weiter.
7. Ausatmend legen Sie den Oberkörper langsam wieder ab; entspannen Sie sich. Wiederholen Sie die Übung zweimal.

Variation 3: Kobra ohne Hände

1. Legen Sie sich auf den Bauch, die Hände liegen neben dem Körper, die Handflächen zeigen nach vorne.
2. Atmen Sie ein, und heben Sie dabei Kopf, Hals, Schultern und den Rücken so weit an, wie es Ihre Kraft zulässt (Abb. 63).
3. Wenn es nicht mehr weitergeht, setzen Sie die Hände mit den Handflächen nach unten in Höhe der Taille auf und drücken sich hoch in die Kobra-Haltung.
4. Verharren Sie 10 bis 30 Sekunden, und atmen Sie normal weiter.

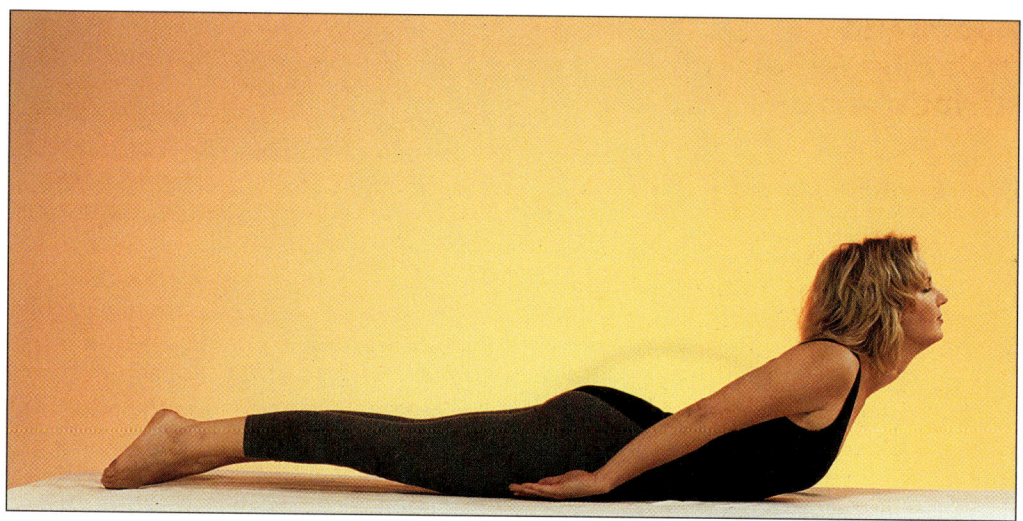

Abb. 63

5. Ausatmend senken Sie den Oberkörper langsam so weit, bis Sie das Gefühl haben, dass Sie die Hände nicht mehr brauchen, und nehmen Sie sie dann weg.
6. Fahren Sie langsam mit der Übung fort. Legen Sie den Kopf erst ganz zum Schluss auf den Boden zurück.
7. Entspannen Sie sich, und wiederholen Sie die Übung zweimal.

III. So ist es richtig

Stellen Sie sich Ihre Wirbelsäule wie eine schwere Kette vor, die Sie langsam, Glied für Glied, emporziehen.
Der Kopf wird zuerst angehoben und als letztes wieder abgelegt, und zwar immer ganz langsam, als wollten Sie mit der Nase über den Teppich streifen.
Halten Sie gut die Spannung im Körper und in den Beinen.
Spannen Sie Knie und Ellbogen, um sie zu stabilisieren.
Erzwingen Sie nichts, was Ihnen nicht mühelos gelingt.

Bei der Kobra handelt es sich um eine klassische Haltung mit vielen wohltuenden Wirkungen. Sie können diese noch steigern, wenn Sie mit einer positiven Einstellung üben und die Bewegungen Ihres Körpers genießen.

Kopfstand (Salamba Sirsasana) – Variationen

I. Wofür die Übung gut ist

Der Kopfstand wirkt sich durch die Umkehrung der normalen aufrechten Haltung in vielerlei Hinsicht günstig aus: Er

- ▷ verbessert die Blutzirkulation in Gehirn, Herz, Becken und Wirbelsäulenregion (meist eher schlecht durchblutet),
- ▷ stärkt das Nervensystem,
- ▷ lässt die inneren Organe, die sich im Laufe der Zeit absenken oder nach vorne verlagern, in ihre ursprüngliche Lage zurückgleiten,
- ▷ kräftigt und festigt die Bauchmuskulatur,
- ▷ lässt Sekrete in den Nebenhöhlen abfließen,
- ▷ normalisiert die Funktion der endokrinen Drüsen, der Hypophyse und der Zirbeldrüse,
- ▷ bringt Ihnen neue Energie, und vermittelt ein Gefühl allgemeiner Wachheit,
- ▷ kräftigt die Lungen,
- ▷ fördert Verdauung und Ausscheidung,
- ▷ beseitigt oder lindert Beschwerden wie Schlaflosigkeit, Erkältung, Herzklopfen, Kopfschmerzen, Asthma und Krampfadern.

II. Ausführung

1. Suchen Sie sich eine geeignete Unterlage für Ihren Kopf: etwa einen weichen Teppich oder eine vierfach gefaltete Decke. (Üben Sie in einer Zimmerecke, bis Sie sich sicher genug fühlen, es ohne Stütze zu versuchen.)
2. Knien Sie sich mit angezogenen Füßen auf den Teppich oder vor Ihre Decke.
3. Falten Sie die Hände, und setzen Sie die Unterarme auf den Boden; die Ellbogen sollen dabei genau schulterbreit voneinander entfernt sein.

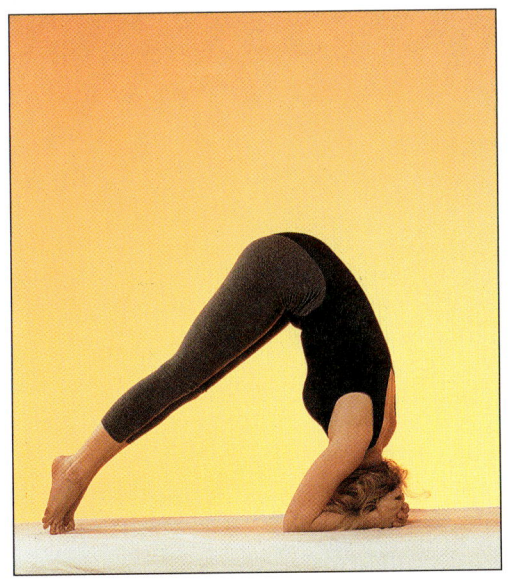

Abb. 64

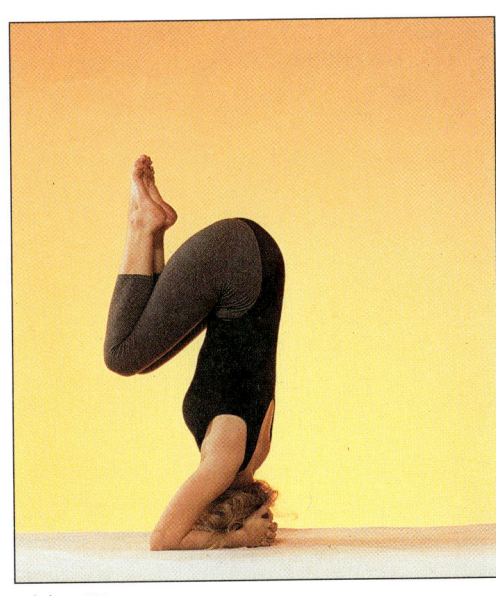

Abb. 65

4. Setzen Sie dann den Kopf mit dem Scheitel vor die Hände.
5. Ziehen Sie nun die gefalteten Hände auf dem Boden an Ihren Hinterkopf heran. Die kleinen Finger befinden sich unter der Wölbung des Kopfes.
6. Heben Sie das Gesäß, und gehen Sie dann mit ausgestreckten Beinen auf Zehenspitzen langsam auf Ihren Kopf zu, um Ihren Rücken gerade zu bekommen (Abb. 64).
7. Wenn Sie es schaffen, ohne sich abstoßen zu müssen, heben Sie nun vorsichtig Ihre Zehen vom Boden ab, und beugen Sie die Knie. Atmen Sie aus, und ziehen Sie die Fersen zum Gesäß (Abb. 65).
8. Halten Sie in dieser Position das Gleichgewicht, bis Sie sich sicher fühlen, und strecken Sie dann langsam die Beine nach oben.
9. Ziehen Sie Ihr Gesäß ein, und versuchen Sie, den Körper kerzengerade nach oben zu strecken (Abb. 66).
10. Verharren Sie zwischen 10 Sekunden und 5 Minuten lang; steigern Sie die Zeit um eine Minute pro Woche oder eben Ihren persönlichen Möglichkeiten entsprechend.
11. Bringen Sie die Beine langsam wieder zum Boden zurück, indem Sie die Knie anziehen und genauso nach unten kommen, wie Sie sich vorher aufgerichtet haben.

Variation 1

1. bis **6.** Schritt wie oben beschrieben.
2. Heben Sie dann die Beine ausgestreckt und mit geschlossenen Füßen nach oben. Beenden Sie die Übung genauso (Abb. 67).

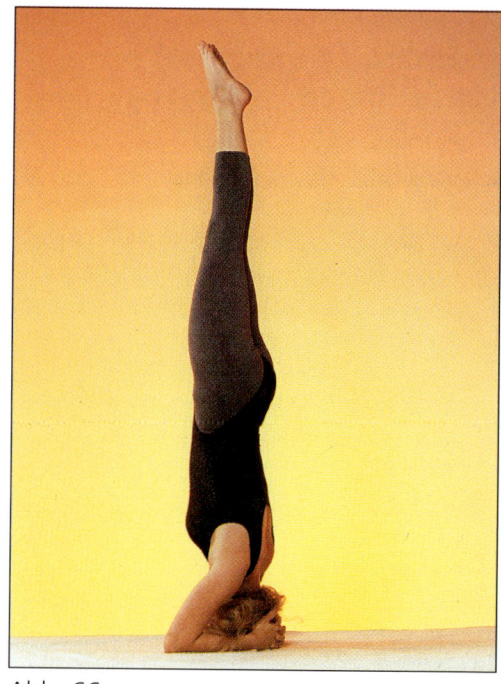

Abb. 66

Variation 2

1. bis **6.** Schritt wie oben beschrieben.
2. Spreizen Sie Ihre Beine, und heben Sie sie gestreckt über die Seiten an, bis sich die Füße in der Senkrechten treffen.

Weitere Variationen
Wenn Sie im Kopfstand ganz sicher stehen können, probieren Sie die folgenden Beinpositionen aus:
1. Kreuzen Sie die Knöchel, oder verschränken Sie die Beine wie beim Adler.
2. Spreizen Sie die Beine zur Seite.
3. Spreizen Sie die Beine wie zu einem großen Schritt, das eine Bein zeigt nach vorne, das andere nach hinten (Abb. 68).
4. Spreizen Sie die Beine und drehen Sie sich aus der Taille heraus; die Beine dürfen sich dabei in den Hüftgelenken nicht bewegen (Abb. 69).

5. Kreuzen Sie die Oberschenkel, und spreizen Sie sie so weit Sie können übereinander (Abb. 70).

6. Wie in 5., nur mit einer Drehung aus der Taille heraus.

7. Verschränken Sie die Beine wie beim Lotussitz (Abb. 71).

8. Knicken Sie die Unterschenkel ab, und lassen Sie sie locker nach unten hängen. Die Zehen zeigen zum Boden, der Rücken bleibt gerade (Abb. 72).

9. Legen Sie die Fußsohlen gegeneinander, und spreizen Sie die Schenkel, sodass die Knie seitlich vom Körper wegzeigen (Abb. 73).

10. Senken Sie das eine Bein seitlich ab, es soll eine Linie mit dem Körper bilden. Das andere Bein bleibt nach oben ausgestreckt. Wiederholen Sie die Übung zur anderen Seite.

11. Senken Sie ein Bein nach vorne ab, bis die Zehen vor Ihrem Gesicht den Boden berühren. Das andere Bein bleibt oben. Wiederholen Sie die Übung mit dem anderen Bein.

12. Halten Sie die Beine geschlossen, und drehen Sie sie zur Seite, bis die Zehenspitzen im rechten Winkel vom Körper wegzeigen.

13. Jede weitere Variation (s. etwa Abb. 74, 75, 76) ist erlaubt, solange Sie sich an die grundlegenden Prinzipien des Yoga halten: das heißt, alle Bewegungen langsam ausführen und in der jeweiligen Endstellung verharren.

Der Kopfstand gilt vielen als die Krönung aller Asanas, doch kann man ihn getrost durch die Kerze ersetzen, die sich auch als Übung für Fortgeschrittene eignet. Es ist freilich am besten, wenn man beide Asanas beherrscht und übt. Machen Sie sich ganz langsam mit dem Kopfstand vertraut, so als wollten Sie eine Freund-

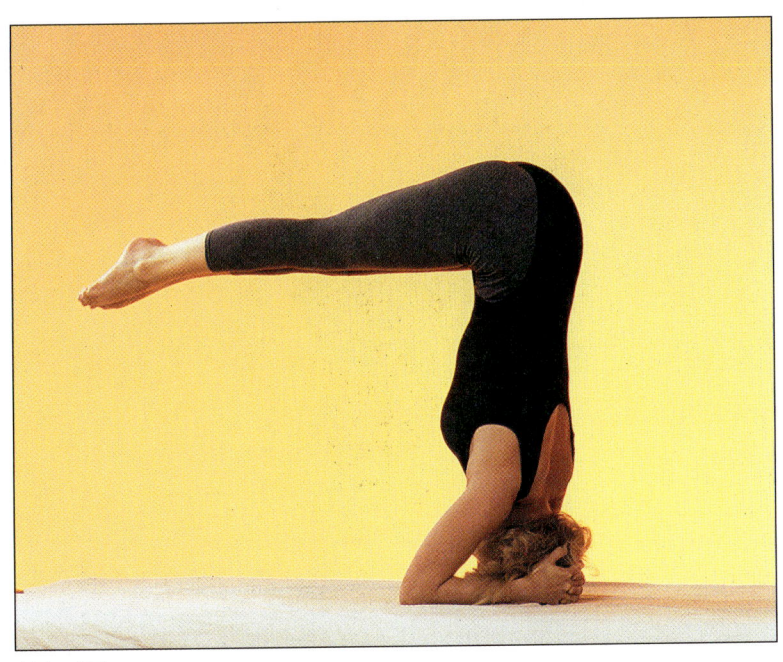

Abb. 67

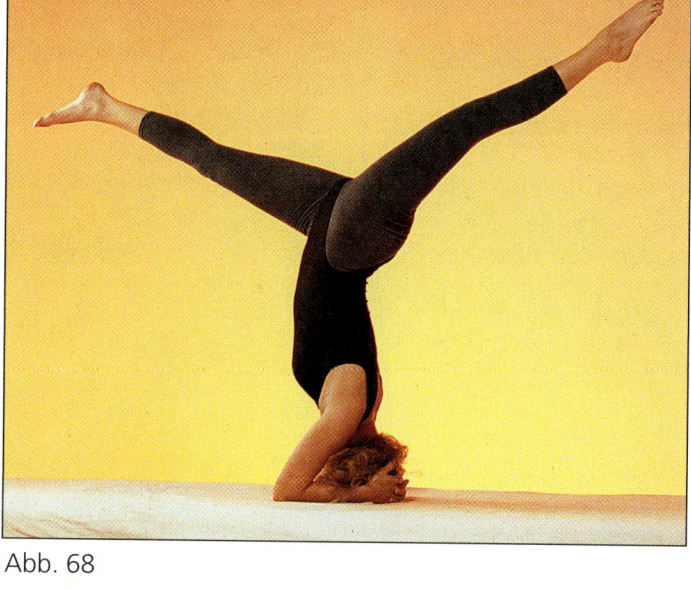

Abb. 68

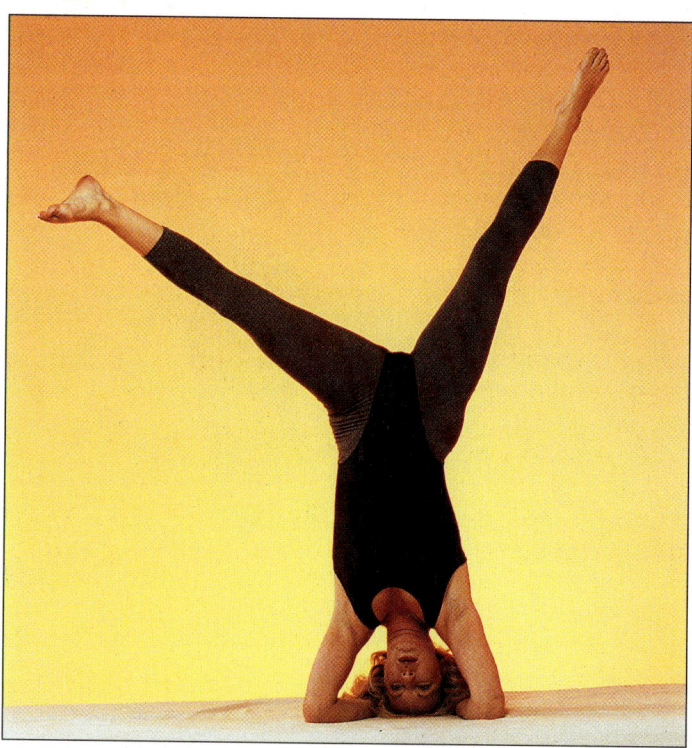

Abb. 69

schaft fürs ganze Leben aufbauen – dabei
darf man auch nichts überstürzen.
Experimentieren Sie so lange, bis Sie ganz
sicher stehen. Denken Sie daran, dass der
Kopf den Großteil Ihres Körpergewichts
tragen soll. Die Arme dienen nur dazu, die
Balance zu halten.
„Sirsasana" schenkt Ihnen nicht nur eine
blühende Gesundheit, Sie werden auch
bald so stolz darüber sein, den Kopfstand
geschafft zu haben, dass Sie nicht mehr
darauf verzichten möchten.

III. So ist es richtig

Achten Sie darauf, dass Ihre Hände einander fest umfassen, und ziehen Sie Ihre Rin-
ge aus, damit Sie nicht abrutschen und
dadurch Ihre Arme überlasten.
Ihre Ellbogen sollten weder zu weit auseinander stehen, noch sollten sie zu dicht am
Kopf sein. Für eine stabile Position müssen
die Ellbogen schulterbreit auseinander sein.

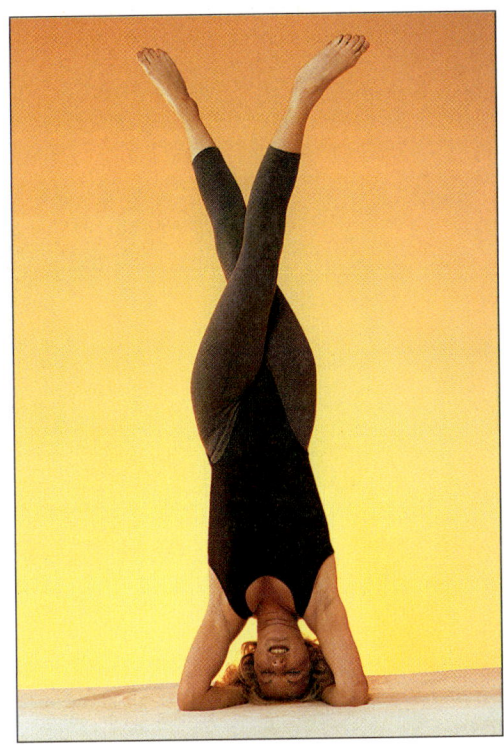

Abb. 70

Setzen Sie den Kopf weder mit dem Haar-
ansatz noch mit dem Hinterkopf auf den
Boden auf, sondern mit dem Scheitel. Nur
so haben Sie genügend Halt, um ausdau-
ernd und bequem (unter Umständen bis
zu einer halben Stunde) auf dem Kopf zu
stehen.
Schieben Sie nicht den Hinterkopf zu den
Händen, sondern, umgekehrt, die Hände
zum Hinterkopf. Probieren Sie eine Weile,
bis Sie eine wirklich bequeme Stellung
gefunden haben.
Strecken Sie (in Schritt 6) die Beine ganz
durch, um den Rücken gerade zu bekommen.
Ich muss es ausdrücklich betonen: Stoßen
Sie sich keinesfalls mit den Zehenspitzen
vom Boden ab, um in den Kopfstand zu
kommen. Wenn sich Ihre Füße nicht von
selbst vom Boden abheben, sind Sie noch
nicht bereit für den Kopfstand. Wenn Sie

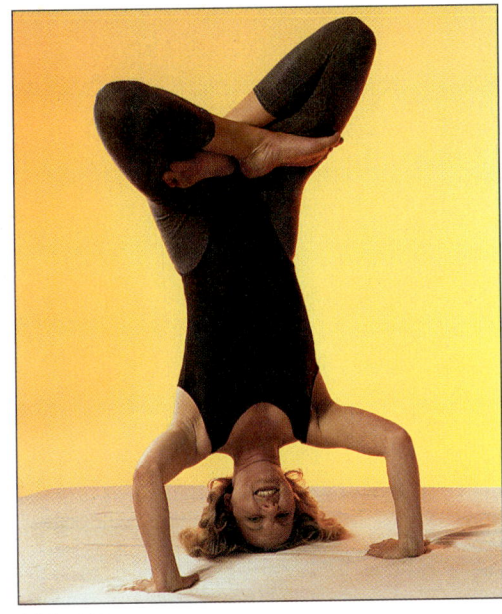

Abb. 71

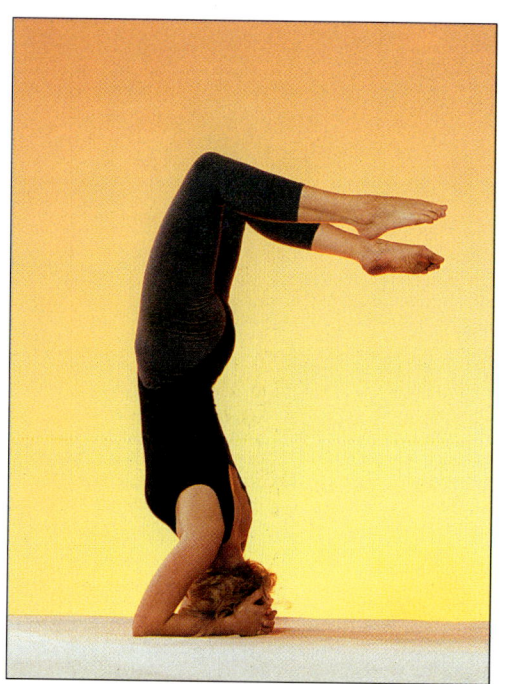

Abb. 72

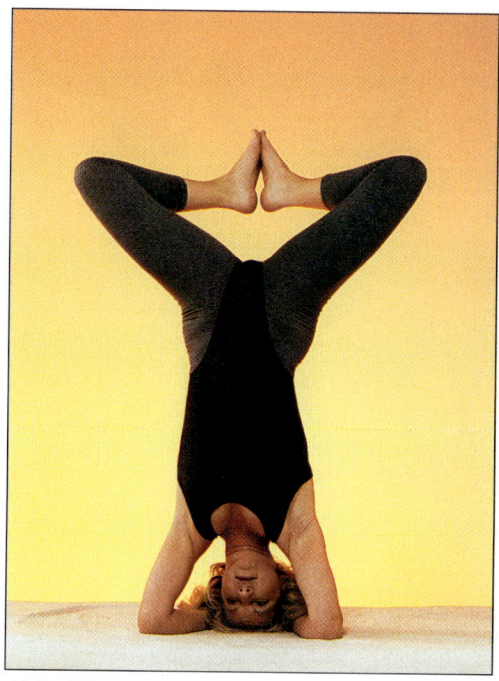

Abb. 73

es dann geschafft haben, balancieren Sie zunächst eine Zeit lang mit angezogenen Beinen.

Die kritischste Phase beim Kopfstand ist das Ausstrecken der Beine. Dazu braucht man gute Bauchmuskeln. Um den Kopfstand zu beherrschen, ist mehr Kraft als Geschicklichkeit nötig.

Üben Sie die Kobra und den Bogen, um Ihren Nacken zu kräftigen und gelenkig zu machen. Das gilt vor allem für Menschen mit hängenden Schultern.

Wenn Sie umkippen, sobald Sie versuchen, die Beine nach oben zu strecken, dann üben Sie Pumpe, Aufsetzen und Baucheinzieher, um die Bauchmuskulatur zu kräftigen.

Sie sollten mit angezogenen Knien etwa eine Minute Kopf stehen können, bevor Sie versuchen, die Beine auszustrecken.

Die Experten sind geteilter Meinung darüber, ob es sinnvoll ist, den Kopfstand in einer Zimmerecke zu üben. Wenn Sie es tun, dann setzen Sie den Kopf nicht weiter als ca. 5 Zentimeter von der Wand entfernt auf den Boden auf. Ein größerer Abstand führt zu einer übermäßigen Krümmung der Wirbelsäule und zu falscher Belastung.

Um im Gleichgewicht zu bleiben, ist äußerste Konzentration erforderlich.

Suchen Sie sich ein Muster oder einen anderen Punkt auf dem Teppich, auf den Sie während des Übens Ihre Aufmerksamkeit richten können.

Üben Sie den Kopfstand bald nach dem Aufwärmen, damit Sie frisch sind und noch genug Kraft haben.

Wenn sie die Vorzüge der Umkehrhaltungen besonders lange auskosten wollen, sollten Sie Kopfstand und Kerze (in dieser Reihenfolge) in Ihr Übungsprogramm aufnehmen.

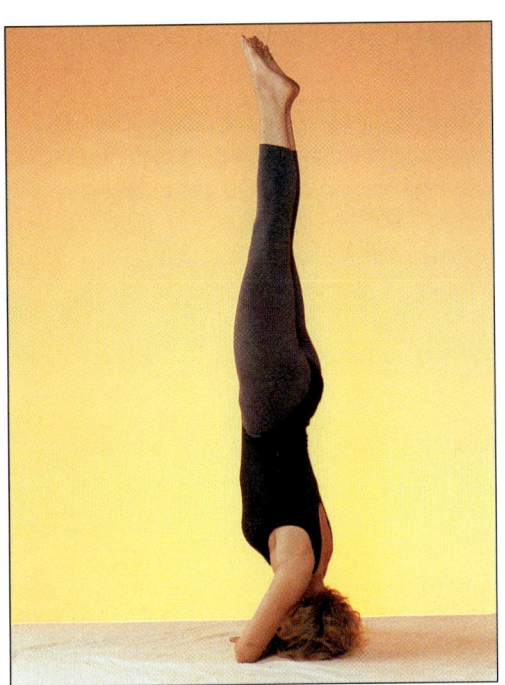

Abb. 74

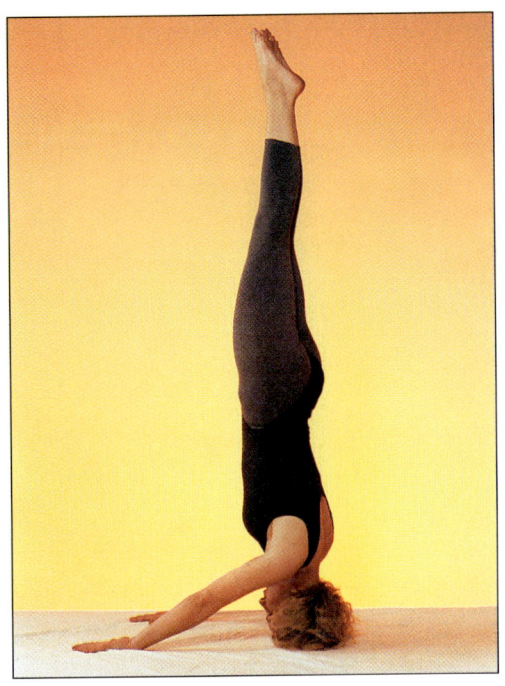

Abb. 75

Senken Sie die Beine am Ende der Übung genauso langsam, wie Sie sie nach oben gestreckt haben.

Ärgern Sie sich nicht, wenn Sie anfangs nicht vollkommen gestreckt stehen können; das kommt mit wachsender Sicherheit.

Ziehen Sie Ihr Gesäß ein, um den Körper kerzengerade zu halten.

Nehmen Sie sich die Zeit, die Sie brauchen, und seien Sie geduldig mit sich. Der Kopfstand zählt zu den schwierigsten Yoga-Haltungen; Zeit, Kraft, Elastizität und Gleichgewicht müssen hierbei harmonisch zusammenwirken. Die Vorstufe des Kopfstands ist in jeder Beziehung eine großartige Vorbereitung auf die Endstellung und kann als Übung durchaus für sich stehen.

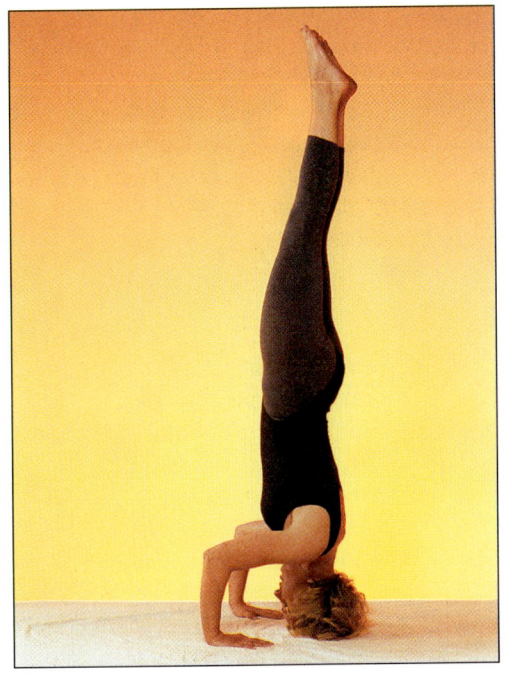

Abb. 76

Krähe (Bakasana)

I. Wofür die Übung gut ist

Die Krähe
- ▶ kräftigt und festigt den Bauch,
- ▶ kräftigt Arme und Handgelenke,
- ▶ verbessert Gleichgewicht und Körperhaltung,
- ▶ entwickelt und kräftigt die Brustmuskulatur,
- ▶ dient als Vorübung zum Kopfstand,
- ▶ kräftigt den Nacken ohne übermäßige Belastung.

II. Ausführung

1. Stellen Sie sich mit leicht gegrätschten (Fortgeschrittene mit geschlossenen) Beinen hin, und gehen Sie in die Hocke.
2. Nehmen Sie die Arme zwischen Ihre Beine, gehen Sie auf Zehenspitzen, und beugen Sie sich leicht nach vorne.
3. Stützen Sie die Hände etwa schulterbreit auseinander auf den Boden; spreizen Sie dabei leicht die Finger.
4. Drücken Sie die Oberarme kurz oberhalb des Ellbogens gegen die Innenseite Ihrer Knie.
5. Atmen Sie aus, beugen Sie sich nach vorne, nähern Sie Ihr Gesicht dem Boden, und heben Sie die Zehen etwas vom Boden ab. Die Ellbogen bleiben dabei immer gegen die Knie gedrückt (Abb. 77).
6. Versuchen Sie die Arme so gut es geht zu strecken, und balancieren Sie 5 bis 20 Sekunden auf den Händen, atmen Sie normal weiter.
7. Ausatmend setzen Sie die Zehen wieder auf den Boden, und entspannen Sie sich. Wiederholen Sie die Übung zweimal.

III. So ist es richtig

Üben Sie mit einem Kissen vor sich auf dem Boden, das gibt Ihnen anfangs die nötige Sicherheit.
Um das Gleichgewicht zu halten, dürfen Sie sich mit den Zehenspitzen eines Fußes leicht aufstützen.
Drücken Sie Ihren Oberarm direkt oberhalb des Ellbogens gegen die fleischige Stelle der Oberschenkelinnenseite kurz über dem Knie.

Die Krähe ist eine Gleichgewichtsübung und erfordert daher mehr Sicherheit als Geschicklichkeit.
Die Übung ist leichter durchzuführen, als es zunächst scheint, und stellt eine ausgezeichnete Vorbereitung auf den Kopfstand dar.

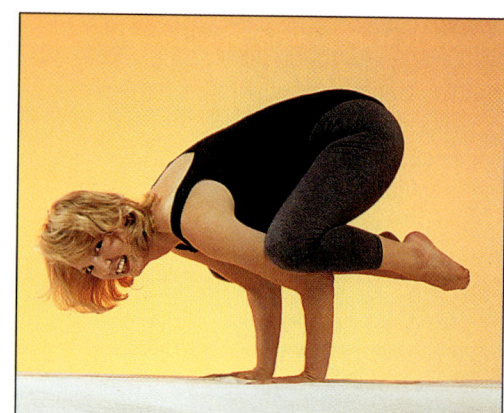

Abb. 77

Liegender Held
(Supta Virasana)

I. Wofür die Übung gut ist

Der Liegende Held
- ▶ kräftigt und dehnt die Bauch- und Beckenregion,
- ▶ erleichtert die Atmung bei Asthma,
- ▶ dehnt und formt Oberschenkel und Beine,
- ▶ lindert Schmerzen in den Beinen bei langer Übungsdauer (10 Minuten),
- ▶ wirkt wohltuend bei Krampfadern, wenn die Übungsdauer kurz gehalten wird,
- ▶ hält die Geschlechtsorgane gesund,
- ▶ ist gut gegen Plattfüße,
- ▶ lindert rheumatische Beschwerden in Knien und Fersen.

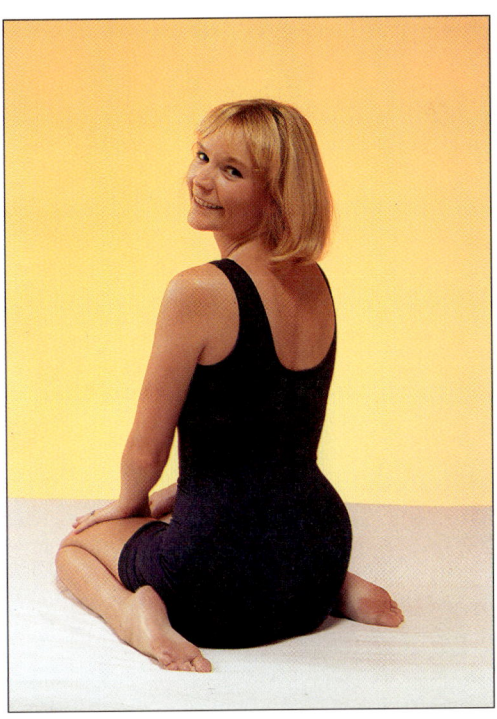

Abb. 78

II. Ausführung

1. Knien Sie sich mit aufrechtem Oberkörper auf den Boden. Die Knie sind geschlossen, die Füße sind gut hüftbreit auseinander.
2. Setzen Sie sich nun ganz langsam zwischen Ihre Füße auf den Boden. Stützen Sie sich wenn nötig mit den Händen ab.
3. Richten Sie den Rücken auf; Ihre Zehen sollten gerade nach hinten zeigen (Abb. 78).
4. Atmen Sie aus, und lehnen Sie sich sachte nach hinten, bis Ihre Ellbogen nacheinander auf dem Boden ankommen.
5. Lassen Sie den Kopf nach unten hängen, und strecken Sie dann langsam die Arme (dabei dürfen Sie sich an Ihren Füßen festhalten), bis Ihr Scheitel den Boden berührt. Verlagern Sie Ihr Gewicht auf das Schädeldach.
6. Wenn Sie die Übung gut beherrschen, legen Sie nun den Kopf ganz auf den Boden, sodass Sie bequem auf Schultern und Hinterkopf liegen.
7. Strecken Sie die Arme nach hinten aus, verharren Sie anfangs einige Sekunden (steigern Sie sich später auf bis zu 10 Minuten), und atmen Sie tief (Abb. 79).
8. Ausatmend fassen Sie nach Ihren Knöcheln, stützen sich auf die Ellbogen, und setzen Sie sich auf. Entspannen Sie sich.

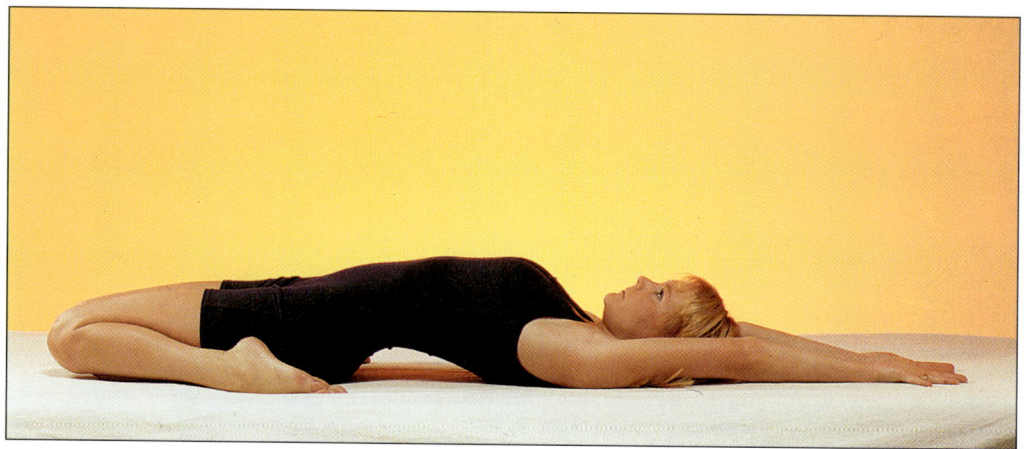

Abb. 79

Variation 1: Couch (Paryankasana)

1. bis **5.** Schritt wie oben beschrieben.
6. Umfassen Sie Ihre Knöchel, und ziehen Sie leicht mit den Händen daran, um den Rücken weiter zu wölben.
7. Bringen Sie dann die Arme nach oben, und umfassen Sie Ihre Unterarme kurz unterhalb der Ellbogen. Führen Sie die verschränkten Arme nach hinten, und legen Sie sie auf dem Boden ab.
8. Verharren Sie 10 bis 60 Sekunden, und atmen Sie normal weiter.
9. Einatmend fassen Sie dann mit den Händen wieder Ihre Knöchel, stützen die Ellbogen auf und kommen zum Sitzen. Entspannen Sie sich.

Besondere Vorzüge dieser Variante: Sie reguliert die Funktion der Schilddrüse, und erleichtert daher die Gewichtskontrolle (bei Über- und bei Untergewicht). Sie hilft außerdem bei Atembeschwerden.

Variation 2: Taube (Kapotasana)

1. bis **6.** Schritt wie oben beim Liegenden Helden beschrieben.
7. Strecken Sie die Arme nun nach oben, und setzen Sie die Hände neben den Ohren auf den Boden auf, sodass die Fingerspitzen zu den Schultern zeigen (wie beim Rad).
8. Atmen Sie aus, und drücken Sie sich mit den Händen nach oben, heben Sie die Hüften, und wölben Sie Ihren Rücken.
9. Strecken Sie Arme und Oberschenkel so weit wie möglich, indem Sie das Gesäß anspannen.
10. Halten Sie die Endstellung 10 bis 30 Sekunden; beim nächsten Ausatmen senken Sie den Körper. Entspannen Sie sich.

Variation 3: Taube für besonders geübte Yogaschüler

1. bis **4.** Schritt wie beim Liegenden Helden beschrieben.
5. Dann schieben Sie Ihre Hände zu den Zehen; lassen Sie dabei die Ellbogen am Boden.
6. Nach ein paar Atemzügen fassen Sie ausatmend Ihre Fersen, und versuchen Sie, den Kopf mit dem Scheitel auf die Fußsohlen aufzusetzen.

Besondere Vorzüge der Taube: Diese Haltung massiert und kräftigt das Herz, entwickelt die Brustmuskulatur, kräftigt und festigt Bauch und Oberschenkel.

III. So ist es richtig

Üben Sie den Liegenden Helden erst, wenn Sie den Sitzenden Helden sicher beherrschen. Erzwingen Sie nichts.
Öffnen Sie Ihre Knie anfangs ein wenig, um die Haltung leichter ausführen zu können.
Lassen Sie Ihre Hände neben den Oberschenkeln liegen, wenn es Ihnen Schwierigkeiten macht, die Arme nach hinten auszustrecken.
Nehmen Sie sich die Zeit, die Sie brauchen (wenn erforderlich, einige Wochen), um Ihren Hinterkopf auf den Boden legen zu können (Schritt 6).
Sie können den Liegenden Helden anstelle der Variation 1 des Fischs (Fisch in Lotushaltung) üben: die Wirkung ist die Gleiche.
Fassen Sie Ihre Knöchel, um in die Endstellung hinein und wieder herauszukommen.

Der Liegende Held ist nach einem anstrengenden Tag, an dem Sie lange auf den Beinen waren, eine wahre Wohltat. Die Anspannung strömt einfach aus Fingerspitzen und Knien heraus; Yoga beruht ja insgesamt auf dem Prinzip von Dehnung und Entspannung. Diese Haltung wirkt wie das Rad, jedoch ohne vergleichbar großen Kraftaufwand. Üben Sie jeden Abend, anfangs nur ein paar Sekunden, und steigern Sie sich dann nach und nach auf 10 Minuten.

Liegestütz (Chaturanga Dandasana)

I. Wofür die Übung gut ist

Der Liegestütz
▶ kräftigt und entwickelt die Armmuskulatur,
▶ kräftigt und lockert die Handgelenke,
▶ entwickelt die Brustmuskulatur,
▶ wirkt günstig auf die inneren Organe,
▶ lockert die Zehen,
▶ festigt das Gesäß,
▶ kräftigt die Beine,
▶ entwickelt die Oberarmmuskulatur.

II. Ausführung

1. Legen Sie sich bäuchlings auf den Boden; ziehen Sie die Füße an.
2. Setzen Sie Ihre Hände in Höhe der Brust auf den Boden; die Fingerspitzen zeigen dabei nach vorne (Abb. 80).
3. Atmen Sie aus, und drücken Sie sich mit den Händen nach oben. Heben Sie Ihren ganzen Körper gestreckt einige Zentimeter vom Boden ab (Abb. 81).
4. Verharren Sie einige Atemzüge lang.
5. Schieben Sie dann Ihren Körper langsam nach vorne, verlagern Sie Ihr Gewicht auf die Hände, und rollen Sie die Füße ab, bis die Fußrücken auf dem Boden liegen.
6. Halten Sie die Endstellung 10 bis 30 Sekunden oder so lange, wie Sie können.
7. Senken Sie den Körper langsam wieder zum Boden, und entspannen Sie sich.

III. So ist es richtig

Diese Übung kann ich jedem empfehlen, der schwache Handgelenke hat oder der etwas für den Aufbau seiner Oberarmmuskulatur tun möchte.
Achten Sie besonders darauf, Ihren Körper stets kerzengerade zu halten. Bitten Sie jemanden, Sie zu kontrollieren.
Verkrampfen Sie sich nicht, atmen Sie ganz normal weiter.
Versuchen Sie, Ihr Gewicht gleichmäßig auf Hände und Füße zu verteilen.

Der Liegestütz gilt mit Recht als eine besonders für Männer geeignete Haltung. Tatsächlich sollten ihn aber alle üben, die ihre Handgelenke kräftigen, die Brustmuskulatur aufbauen oder magere Oberarme entwickeln wollen. Wenn Sie den gewünschten Erfolg erzielt haben, können Sie die Übung einfach wieder weglassen. Wer den Liegestütz geübt hat, wird nicht mehr sagen, Yoga sei nur etwas für Frauen.

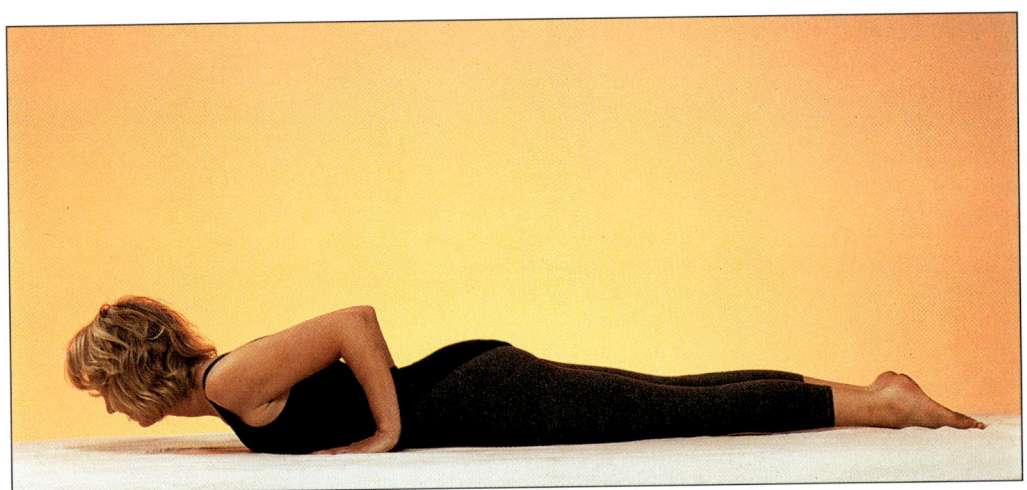

Abb. 80

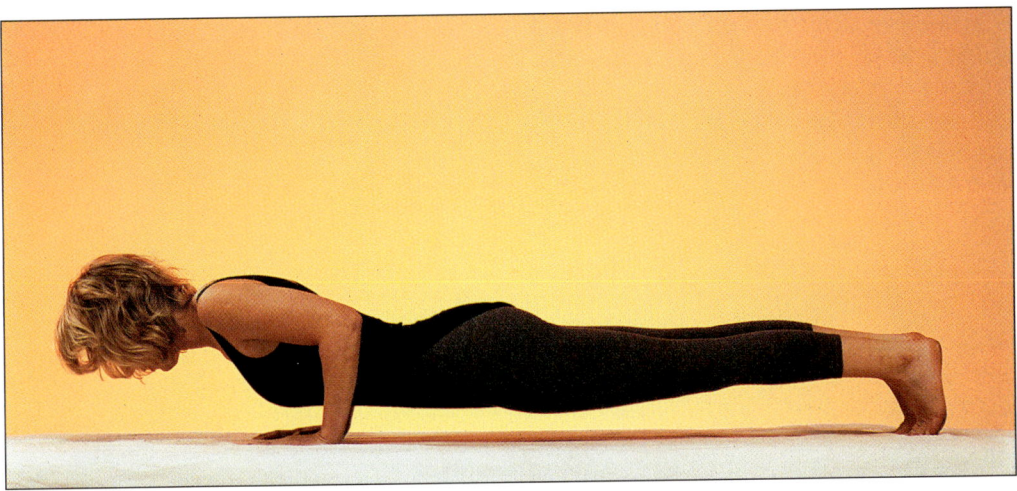

Abb. 81

Lotussitz (Padmasana)

I. Wofür die Übung gut ist

Der Lotussitz
- ▶ richtet die Wirbelsäule ihrer natürlichen Krümmung folgend auf und verbessert dadurch die Körperhaltung,
- ▶ verlangsamt während des Übens die Stoffwechselvorgänge und ist daher erholsam für den Körper und ausgesprochen entspannend für den Geist,
- ▶ steigert das Konzentrationsvermögen und die geistige Wachheit,
- ▶ stärkt die inneren Organe,
- ▶ lockert Knöchel und Knie,
- ▶ kräftigt die Wirbelsäulenregion,
- ▶ empfiehlt sich als Meditationshaltung,
- ▶ ist eine der besten Körperhaltungen bei Atemübungen.

II. Ausführung

Man sollte mit den folgenden Übungen vertraut sein, bevor man den vollständigen Lotussitz (eine Übung nur für Fortgeschrittene) probiert. Erzwingen Sie die Lotusposition unter gar keinen Umständen. Sie riskieren es, dabei Ihre Knie zu überdehnen.

Variation 1: Leichte Stellung (Sukhasana)

1. Setzen Sie sich mit gestreckten Beinen auf den Boden.
2. Beugen Sie das rechte Bein, und legen Sie den rechten Fuß dicht an den linken Oberschenkel. Lassen Sie Ihr Knie zur Seite fallen.
3. Beugen Sie dann das linke Bein, und schieben Sie den linken Fuß unter das rechte Bein. Das linke Knie lassen Sie ebenfalls zur Seite fallen, sodass Sie mit einfach verschränkten Beinen auf dem Boden sitzen (Abb. 82).
4. Richten Sie Ihre Wirbelsäule auf, doch sitzen Sie nicht verkrampft.

Variation 2: Perfekter Sitz oder Meisterstellung (Siddhasana)

1. Setzen Sie sich mit gestreckten Beinen auf den Boden.
2. Beugen Sie Ihr rechtes Bein, und legen Sie den rechten Fuß mit der Fußsohle an den linken Oberschenkel; die Ferse ruht am Schritt. Lassen Sie Ihr Knie zur Seite fallen.
3. Beugen Sie das linke Bein, und legen Sie den linken Fuß vor das rechte Knie.
4. Umfassen Sie nun mit beiden Händen von oben den linken Fuß, und heben Sie ihn ganz behutsam auf den rechten Unterschenkel hinauf, sodass sich die Fersen unmittelbar nebeneinander befinden.
5. Schmiegen Sie Ihre Fußzehen in die Vertiefung zwischen Oberschenkel und Wade des rechten Beins. Richten Sie Ihren Rücken auf, und entspannen Sie sich (Abb. 83).

Variation 3: Halber Lotus

1. bis 3. Schritt wie oben beschrieben.
4. Umfassen Sie den linken Fuß mit beiden Händen von oben, und heben Sie ihn vorsichtig so weit es geht auf den rechten Oberschenkel hinauf. Der Fuß sollte möglichst nahe am Schritt liegen.
5. Richten Sie die Wirbelsäule auf; entspannen Sie sich (Abb. 84).

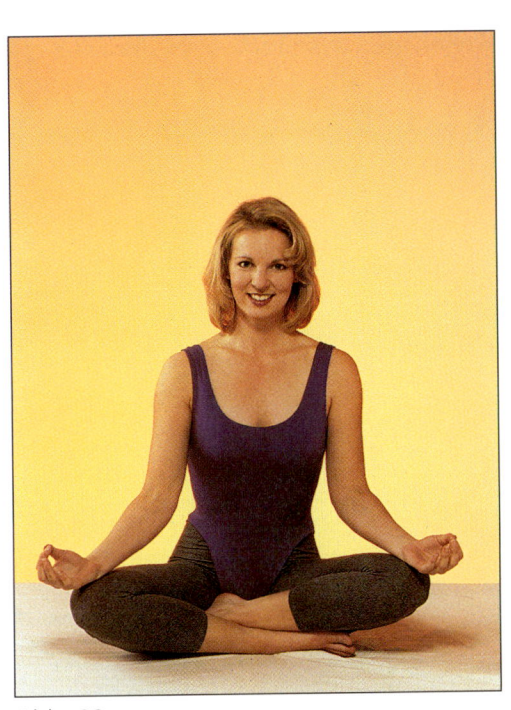

Abb. 82

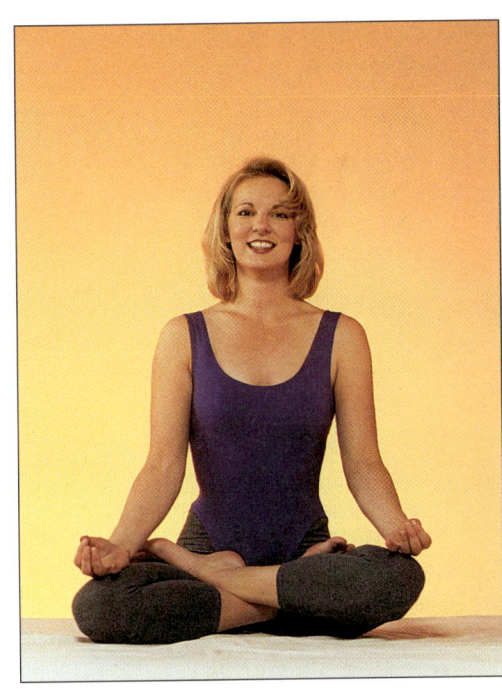

Abb. 83

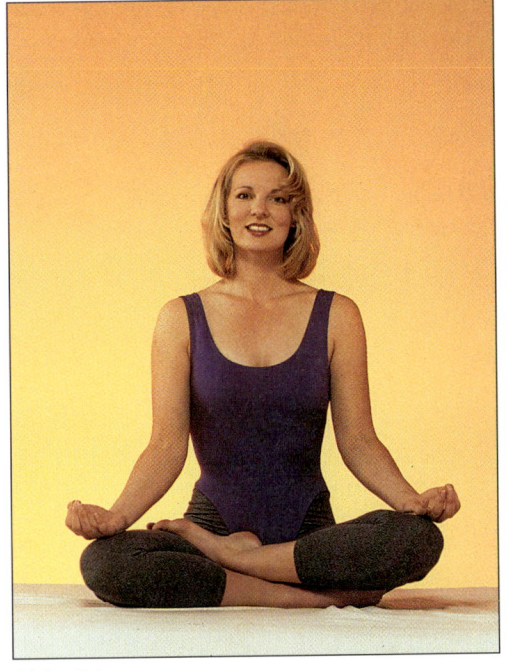

Abb. 84

Abb. 85

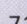

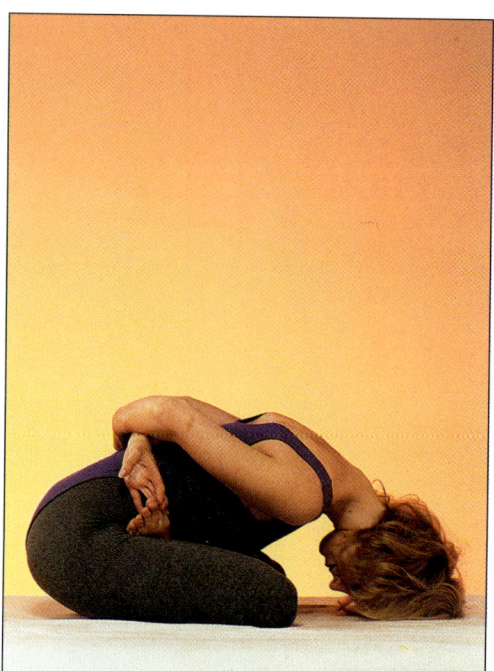

Abb. 86

Variation 4: Knöchelverschluss (Swastikasana)

1. Setzen Sie sich mit gestreckten Beinen auf den Boden.
2. Beugen Sie das rechte Knie, und legen Sie die Ferse an den Schritt, der Fußrücken wird auf den Oberschenkel gelegt.
3. und **4.** Schritt wie in Variation 1 beschrieben.
5. Schieben Sie nun Ihre Fußzehen zwischen Oberschenkel und Wade des jeweils anderen Beins hindurch. Die Zehen des rechten Fußes zeigen nun nach unten, die des linken nach oben.
6. Richten Sie Ihren Rücken auf, und entspannen Sie sich.

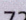

Variation 5: Lotussitz (Padmasana)

1. Setzen Sie sich mit gestreckten Beinen auf den Boden.
2. Beugen Sie das rechte Bein, lassen Sie das Knie zur Seite fallen, und legen Sie die rechte Fußsohle an den linken Oberschenkel.
3. Umfassen Sie den rechten Fuß von oben mit beiden Händen, und legen Sie ihn behutsam möglichst weit oben auf den linken Oberschenkel.
4. Beugen Sie dann das linke Bein, und legen Sie den linken Fuß vor das rechte Knie.
5. Umfassen Sie Ihren linken Fuß mit beiden Händen, und heben Sie ihn möglichst weit auf den rechten Oberschenkel hinauf.
6. Richten Sie die Wirbelsäule auf, legen Sie die Hände mit nach oben zeigenden Handflächen auf Ihre Knie; die Spitzen von Daumen und Zeigefinger berühren einander so, dass beide Finger einen Kreis bilden. Entspannen Sie sich, schließen Sie die Augen. In dieser Haltung können Sie meditieren (Abb. 85).

Variation 6: Gebundener Lotus (Baddha Padmasana)

1. Nehmen Sie den Lotussitz ein, wobei Ihr rechtes Bein obenauf liegt.
2. Atmen Sie aus, und ziehen Sie die Schulterblätter zusammen. Greifen Sie mit der rechten Hand hinter Ihrem Rücken nach den Zehen Ihres rechten Fußes. Atmen Sie zweimal ein und aus.
3. Greifen Sie dann mit der linken Hand wiederum hinter Ihrem Rücken nach den Zehen des linken Fußes. Lassen Sie Ihren Kopf herabhängen. Atmen Sie zweimal.

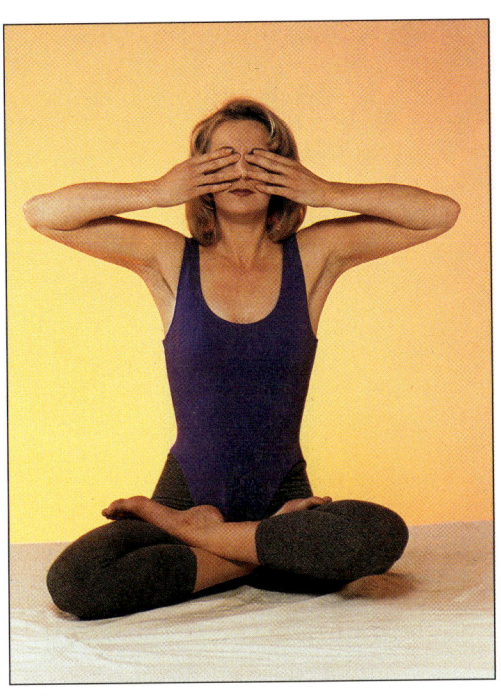

Abb. 87

3. Schließen Sie die Augen, und legen Sie Zeige- und Mittelfinger auf die Augenlider.
4. Legen Sie die Ringfinger an die Nasenflügel, und verengen Sie dabei den Atemkanal, ohne ihn ganz zu verschließen. Die kleinen Finger ruhen auf der Oberlippe.
5. Verschließen Sie mit Ihren Daumen die Ohren (Abb. 87). Atmen Sie in dieser Haltung gleichmäßig und tief, solange es Ihnen angenehm ist. So lassen sich Anspannung oder innere Unruhe hervorragend beseitigen. Der Körper wird von Frieden erfüllt und ganz selbstverständlich auf die Meditation eingestimmt.

Variation 8: Symbol des Yoga (Yoga Mudra)

1. Nehmen Sie den Lotussitz ein.
2. Umfassen Sie hinter Ihrem Rücken mit der rechten Hand das Handgelenk der linken oder umgekehrt.
3. Atmen Sie tief ein. Ausatmend beugen Sie sich nach vorne, bis Ihr Kopf den Boden berührt (Abb. 88).
4. Verharren Sie, solange es Ihnen angenehm ist. Atmen Sie normal weiter. Ausatmend richten Sie sich wieder auf, lösen Sie die Haltung, und entspannen Sie sich.

4. Beim Ausatmen beugen Sie sich nach vorne, bis Ihr Kopf den Boden berührt (Abb. 86). Verharren Sie 10 bis 60 Sekunden; atmen Sie normal weiter. Ausatmend richten Sie sich wieder auf, lösen Sie die Haltung, und entspannen Sie sich.
5. Sie können die Übung abwandeln, indem Sie sich zuerst zum einen, dann zum anderen Knie hinbeugen.

Variation 7: Sinnenverschluss (Sanmukhi Mudra)

1. Setzen Sie sich ganz aufrecht in den Lotussitz.
2. Beugen Sie die Arme, und führen Sie Ihre Hände über die Seiten zum Gesicht.

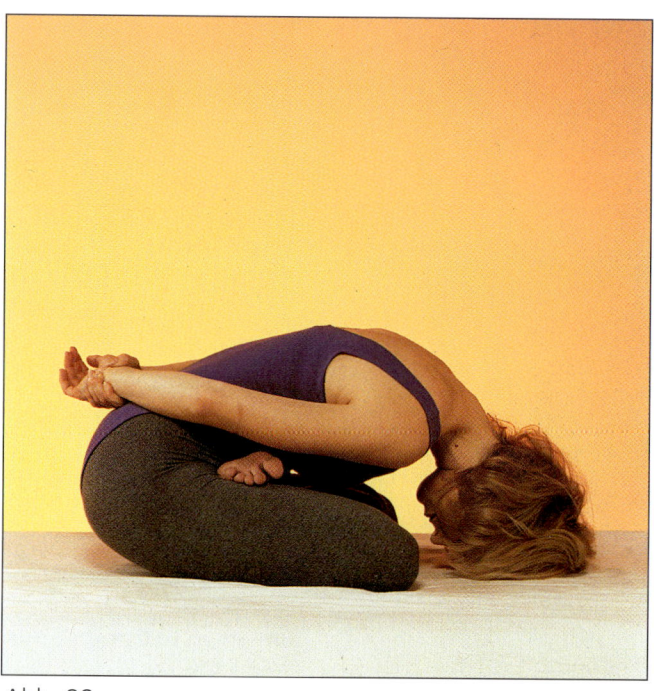

Abb. 88

III. So ist es richtig

Ganz gleich, welche der beschriebenen Positionen Sie auch einnehmen: Achten Sie darauf, dass Kopf, Hals und Rücken sich in einer geraden Linie befinden.
Üben Sie vor allem anfangs in Leggins oder ähnlicher Kleidung. Die Füße liegen mit einem gewissen Druck auf den Oberschenkeln, und wenn die Zehen auf der bloßen Haut abrutschen, kann das schmerzhaft sein.
Lassen Sie die Knie zur Seite fallen; üben Sie zur Auflockerung vorher die Knie- und Schenkelstreckung oder ähnliche Asanas. Bringen Sie Ihre Fersen so nahe wie möglich an den Damm (die exakte Mitte des Körpers) heran.

Lassen Sie den Mut nicht sinken, wenn Ihre Knie zu Beginn wie zwei Felsen steil in die Höhe ragen. Nur Übung macht auch hier den Meister.

Der Lotussitz ist eine Haltung für wirkliche Könner; es dauert oft Jahre, bis man ihn perfekt beherrscht. Manche Menschen schaffen ihn jedoch fast mühelos auf Anhieb, obwohl sie sonst gar nicht besonders gelenkig sind. Diejenigen, die gerade erst begonnen haben, sich mit Meditation und Atemkontrolle zu befassen, können getrost die einfacheren Varianten üben.

Marichis Haltung (Marichyasana)

I. Wofür die Übung gut ist

Marichis Haltung
▶ verbessert die Durchblutung der inneren Organe,
▶ fördert die Verdauung,
▶ tut dem Rücken gut,
▶ kräftigt die Finger.

II. Ausführung

1. Setzen Sie sich mit ausgestreckten Beinen auf den Boden; richten Sie Ihre Wirbelsäule auf.
2. Beugen Sie das rechte Bein und stellen Sie den Fuß neben Ihr linkes Knie. Die ganze Fußsohle soll den Boden berühren.
3. Schieben Sie Ihren Fuß nun weiter aufwärts; ziehen Sie die Ferse so nahe wie möglich an den Körper heran. Oberschenkel und Wade sind nun eng aneinander gedrückt und zeigen gerade nach oben.
4. Strecken Sie den rechten Arm aus, und beugen Sie sich leicht nach vorne. Schieben Sie Ihre rechte Achselhöhle vor das Knie (Abb. 89).
5. Beugen Sie dann Ihren Arm, und führen Sie ihn um das Bein herum nach hinten. Die Handfläche zeigt nach oben.
6. Strecken Sie den Arm so weit wie möglich nach hinten.
7. Nehmen Sie den linken Arm ebenfalls hinter den Rücken, und versuchen Sie mit der rechten Hand die Finger der linken zu fassen. Fortgeschrittene können Ihre Handgelenke umfassen (Abb. 90).
8. Drehen Sie sich nun leicht nach rechts, und schauen Sie auf Ihre linke Fußspitze. Verharren Sie so drei Atemzüge.
9. Atmen Sie aus, beugen Sie sich nach vorne, und versuchen Sie mit Kinn, Lippen, Nase oder Stirn Ihr linkes Knie zu berühren. Verharren Sie, und atmen Sie normal weiter (Abb. 91).
10. Einatmend lösen Sie die Stellung, und entspannen Sie sich.
11. Wiederholen Sie die Übung mit dem anderen Bein.

III. So ist es richtig

Ihr Fuß sollte stets den anderen Oberschenkel berühren.
Lassen Sie Ihr Knie nicht seitlich absinken – das macht es schwieriger, den Arm um das Bein zu schlingen.
Beugen Sie sich weit genug nach vorne, sodass sich tatsächlich die Achselhöhle und nicht der Oberarm vor dem Knie befindet.
Geben Sie nicht auf, wenn Ihr Kopf sich anfangs dem Knie gar nicht nähern will. Bei dieser Haltung dauert es eine ganze Weile, bis sich der Erfolg einstellt.

Marichis Haltung eignet sich besonders zur Vorbereitung aller Rumpfbeugeübungen. Diese festigen den Bauch und halten die inneren Organe gesund.

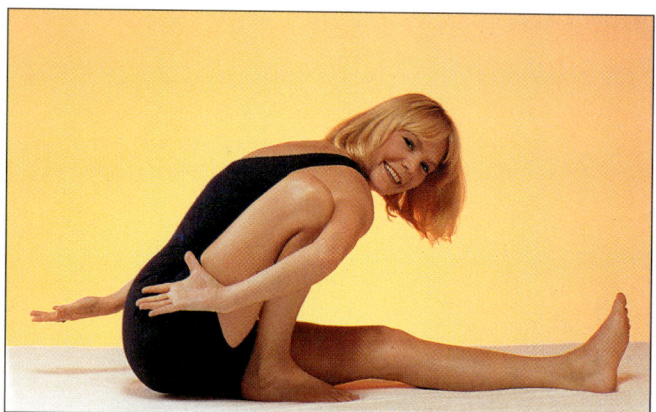

Abb. 89

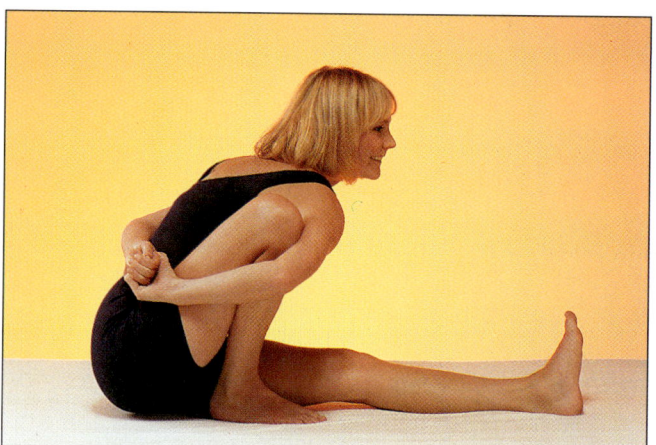

Abb. 90

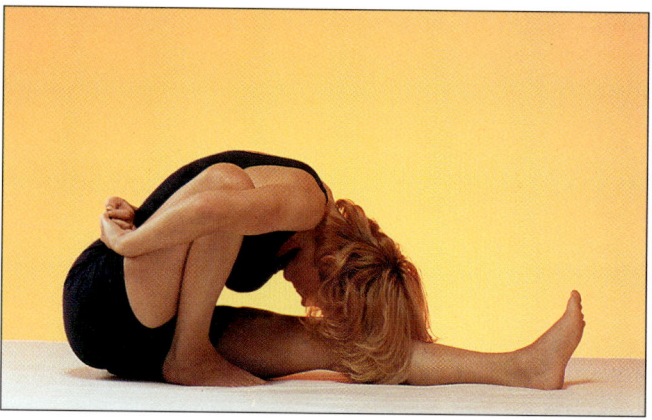

Abb. 91

Ohr-zum-Knie-Haltung (Janu Sirsasana)

I. Wofür die Übung gut ist

Die Ohr-zum-Knie-Haltung
▶ gibt neue Energie,
▶ kräftigt die Wirbelsäulenregion aufgrund verbesserter Durchblutung,
▶ lindert Rückenschmerzen,
▶ fördert Verdauung und Ausscheidung, kräftigt die Bauchmuskulatur,
▶ wirkt sich bei Nierenleiden günstig aus,
▶ macht schöne Beine,
▶ lässt Fettpolster rund um die Taille schmelzen,
▶ hält die Beckenregion gesund (hilft, einer Prostatavergrößerung vorzubeugen),
▶ löst Verspannungen,
▶ Variation 1 ist wohltuend für die Hüftgelenke.

II. Ausführung

1. Setzen Sie sich mit leicht gegrätschten, ausgestreckten Beinen auf den Boden.
2. Beugen Sie Ihr linkes Bein, und legen Sie die Fußsohle an den rechten Oberschenkel; lassen Sie das Knie dabei zur Seite fallen.
3. Legen Sie den rechten Unterarm auf den rechten Oberschenkel, sodass die Handfläche nach oben zeigt.
4. Drehen Sie Ihren Oberkörper nach links, bis er sich in einem rechten Winkel zum ausgestreckten rechten Bein befindet.
5. Heben Sie den linken Arm über die Seite an, und führen Sie ihn langsam bis über den Kopf (Abb. 92).
6. Ausatmend beugen Sie nun Ihren Körper nach rechts, und schieben zugleich den rechten Arm an der Innenseite des Beins entlang in Richtung Fuß.
7. Umfassen Sie den rechten Fuß von innen mit Ihrer rechten Hand; greifen Sie nun mit der linken Hand über Ihren Kopf, und umfassen Sie den Fuß von außen. Ihr Gesicht zeigt nach vorne, und Ihr rechtes Ohr ist über oder auf dem rechten Knie. Der linke Arm liegt über dem linken Ohr.
8. Verharren Sie etwa 5 bis 20 Sekunden lang; atmen Sie rasch und flach (Abb. 93).
9. Atmen Sie ein, und richten Sie Ihren Oberkörper langsam wieder auf. Entspannen Sie sich. Wiederholen Sie die Übung, und beginnen Sie nun mit dem rechten Bein.

Variation 1

1. Setzen Sie sich mit leicht gegrätschten Beinen auf den Boden.
2. Beugen Sie das linke Bein, und legen Sie den linken Fuß möglichst weit auf den rechten Oberschenkel hinauf.
3. bis 8. Schritt wie oben beschrieben (Abb. 95).

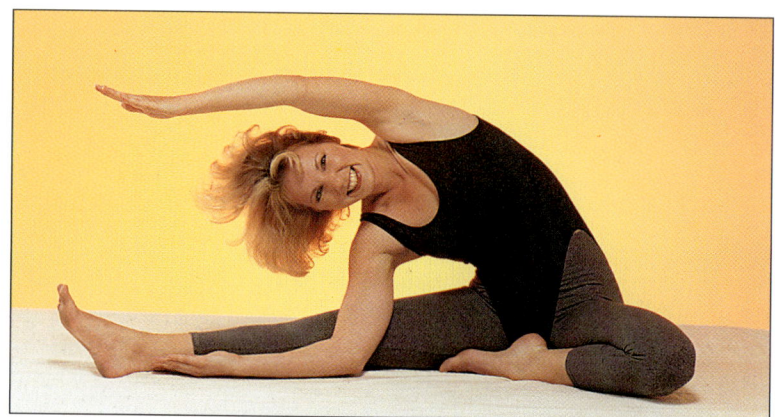

Abb. 92

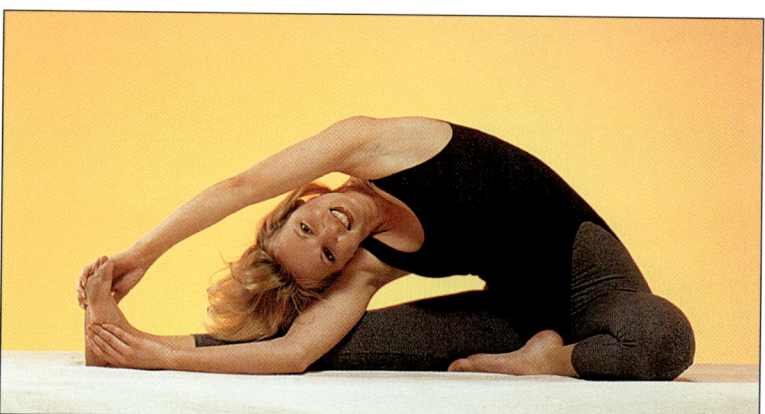

Abb. 93

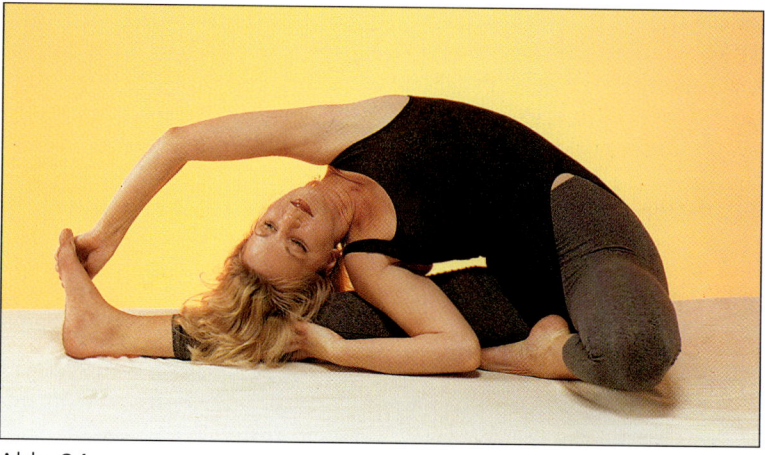

Abb. 94

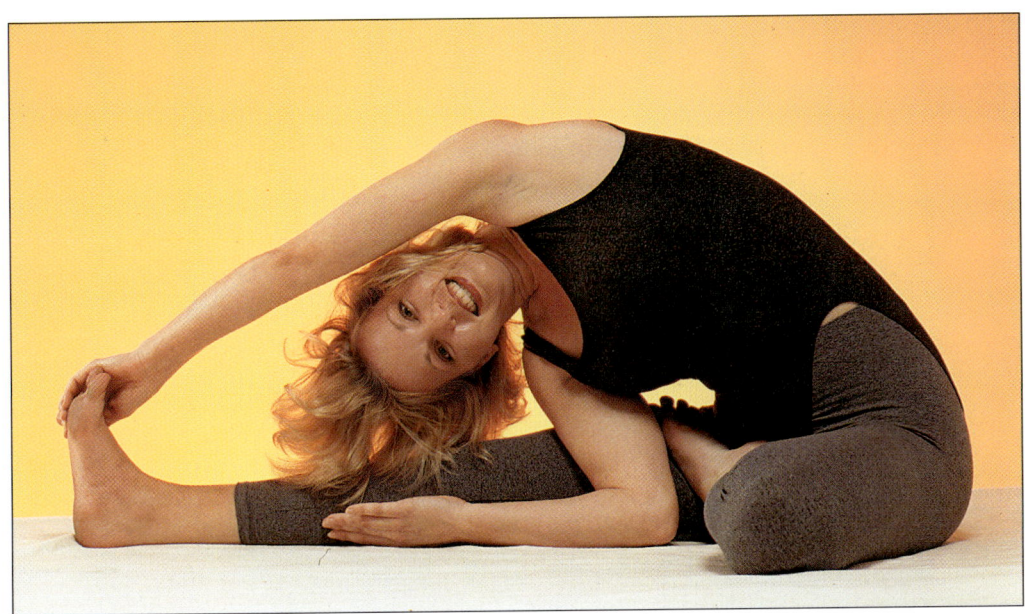

Abb. 95

Variation 2 (Parivrtta Janu Sirsasana)

1. bis **7.** Schritt wie oben.
8. Beugen Sie nun die Ellbogen, spreizen Sie sie etwas, und drehen Sie den Oberkörper so weit nach links, bis Ihr Hinterkopf auf dem rechten Bein liegt (Abb. 94).
9. Weiter wie oben in Schritt 8 und 9 beschrieben.

III. So ist es richtig

Achten Sie darauf, dass das gestreckte Bein ganz gerade bleibt.
Um die Übung perfekt und möglichst wirkungsvoll auszuführen, müssen Sie den Körper ganz weit nach links drehen.
Denken Sie daran, dass die Handflächen immer nach oben zeigen sollen.

Wie bei allen Rumpfbeugehaltungen werden Sie auch hier durch regelmäßiges Üben sehr schnell Fortschritte erzielen. Lassen Sie sich also nicht entmutigen, wenn Sie die Haltung anfangs auch nicht annähernd schaffen. Sie sollten diese Asana regelmäßig üben, weil sie Ihrer Gesundheit und Schönheit auf vielerlei Weise und nachhaltig zugute kommt.

Pfau (Mayurasana)

I. Wofür die Übung gut ist

Der Pfau
- ▶ fördert Verdauung und Ausscheidung,
- ▶ massiert die inneren Organe, verbessert ihre Durchblutung und lindert Beschwerden im Bauch,
- ▶ ist zu empfehlen für Menschen, die an Diabetes leiden,
- ▶ kräftigt Handgelenke, Unterarme und Ellbogen,
- ▶ befreit den Körper von angesammelten Toxinen (Giftstoffen),
- ▶ entwickelt Arme und Schultern.

II. Ausführung

1. Knien Sie sich mit leicht geöffneten Beinen und angezogenen Füßen auf den Boden.
2. Beugen Sie sich nach vorne, und setzen Sie Ihre Hände nahe beieinander auf den Boden, und zwar so, dass die Fingerspitzen nach hinten zeigen.
3. Beugen Sie die Arme, und legen Sie Ihren Oberkörper auf die Oberarme. Drücken Sie die Ellbogen in Höhe des Zwerchfells gegen den Bauch; das Gesicht ist dicht über dem Boden.
4. Strecken Sie die Beine nacheinander nach hinten aus; halten Sie die Füße geschlossen, und legen Sie die Fußrücken auf den Boden (Abb. 96).
5. Atmen Sie aus, und verlagern Sie Ihr Gewicht auf die Arme. Strecken Sie sich nach vorne, und heben Sie ganz langsam die Beine an (Abb. 97).
6. Verharren Sie 5 bis 30 Sekunden, atmen Sie dabei tief und ruhig weiter. Dehnen Sie diese Phase von Woche zu Woche immer weiter aus.
7. Ausatmend senken Sie Ihren Körper – mit dem Kopf beginnend – wieder zum Boden, und entspannen Sie sich eine Weile.
8. Wenn Sie nur kurz in der Endstellung verharren konnten, wiederholen Sie die Übung noch einmal.

Variation

Nehmen Sie die Lotushaltung ein, und verfahren Sie dann wie in Schritt 2 bis 8 beschrieben.

III. So ist es richtig

Legen Sie beim Üben anfangs ein Kissen vor sich auf den Boden, damit Sie sich sicherer fühlen.
Wenn Sie nicht genug Kraft haben, üben Sie zuerst andere Asanas, die Arme und Handgelenke stärken, etwa die Krähe, die Kobra oder das Rad.
Denken Sie daran, den Körper nach vorne zu strecken, wenn Sie Ihr Gewicht auf die Arme verlagern.
Die Füße sollten geschlossen bleiben; Ellbogen, Unterarme und kleine Finger berühren einander.
Frauen sollten bei dieser Übung keinen BH tragen und darauf achten, dass ihre Brüste durch die Arme nicht zu sehr gedrückt werden.

Der Pfau ist eine ausgesprochen „männliche" Haltung; Frauen ist bei der Ausführung der Busen im Weg. Sie brauchen sie nicht zu üben und sollten es auch nicht unbedingt. Männern dagegen gelingt sie oft leichter, als sie zunächst aussieht.

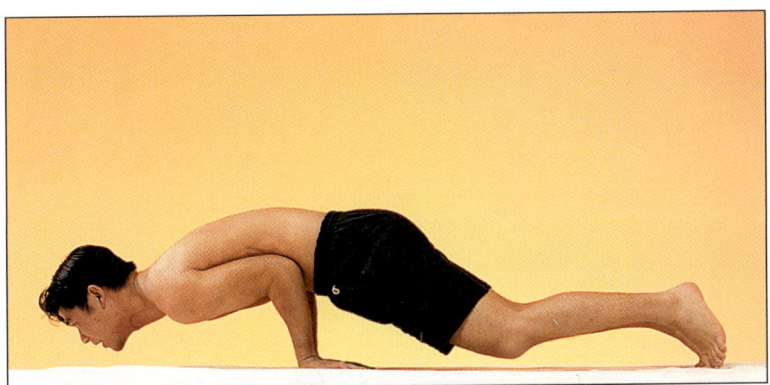

Abb. 96

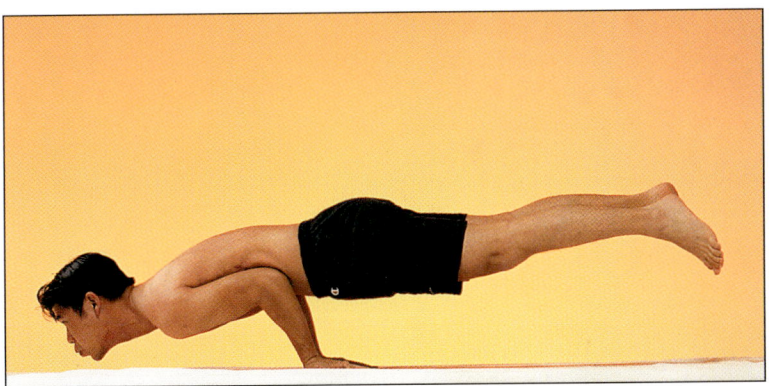

Abb. 97

Pferd (Vatayanasana)

I. Wofür die Übung gut ist

Das Pferd

- ▶ wirkt wohltuend auf das Iliosakralgelenk (Gelenk zwischen Kreuzbein und Becken) und seine Umgebung,
- ▶ renkt Hüftgelenke ein und macht sie beweglicher,
- ▶ kräftigt und festigt die Oberschenkel,
- ▶ lockert Knie und Knöchel.

II. Ausführung

1. Beginnen Sie wie beim Halben Lotussitz: Legen Sie den linken Fuß so weit wie möglich auf den rechten Oberschenkel hinauf.
2. Stützen Sie die Hände seitlich neben dem Körper auf, ziehen Sie den rechten Fuß unter dem linken Bein hervor, und stellen Sie ihn etwa 15 Zentimeter vom Körper entfernt mit der ganzen Fußsohle auf den Boden (Abb. 98).
3. Verlagern Sie Ihr Gewicht nach links. Ausatmend drücken Sie sich mit den Händen nach oben, und setzen Sie das Knie des linken Beins neben den rechten Fuß. Richten Sie Ihren Oberkörper auf.
4. Balancieren Sie auf Knie und Fuß; strecken Sie dann Ihre Arme nach vorne, und legen Sie den rechten Arm oberhalb des Ellbogens über den linken.
5. Beugen Sie den linken Ellbogen, und kreuzen Sie das linke Handgelenk über das rechte. Legen Sie die Hände ineinander wie beim Adler (Abb. 99).
6. Verharren Sie 10 bis 30 Sekunden, und atmen Sie normal weiter. Lösen Sie die Haltung, und entspannen Sie sich.
7. Wiederholen Sie die Übung mit umgekehrter Arm- und Beinposition.

III. So ist es richtig

Achten Sie darauf, dass der linke Oberschenkel senkrecht zum Boden bleibt. Konzentrieren Sie sich voll und ganz darauf, das Gleichgewicht zu halten. Verschränken Sie Arme und Beine stets in entgegengesetzter Richtung.

Das Pferd gehört nicht zu den Yoga-Haltungen, die man unbedingt üben müsste. Wer jedoch unter Schmerzen im Bereich des Iliosakralgelenks (Gelenk zwischen Kreuzbein und Becken) leidet, sollte sie in sein Yoga-Programm aufnehmen. Fortgeschrittenen empfehle ich das Pferd, weil es den Körper schön gelenkig macht.

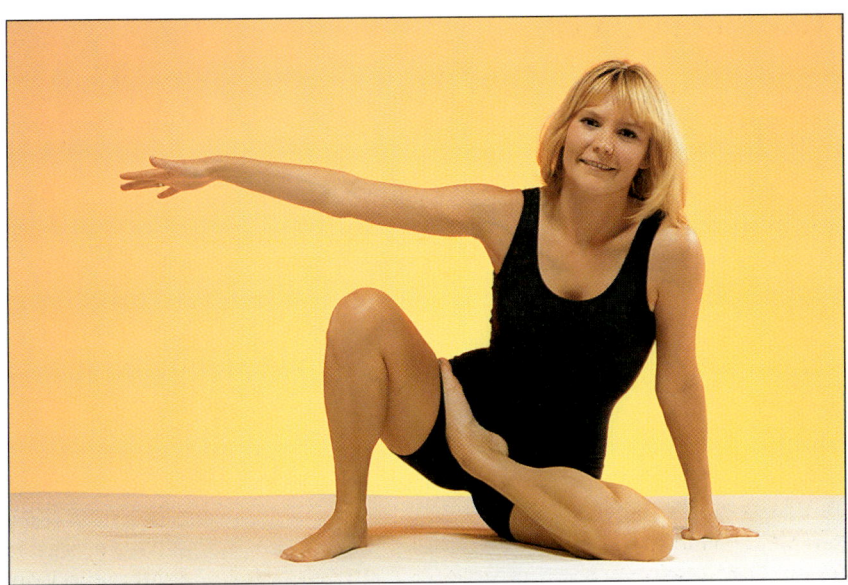

Abb. 98

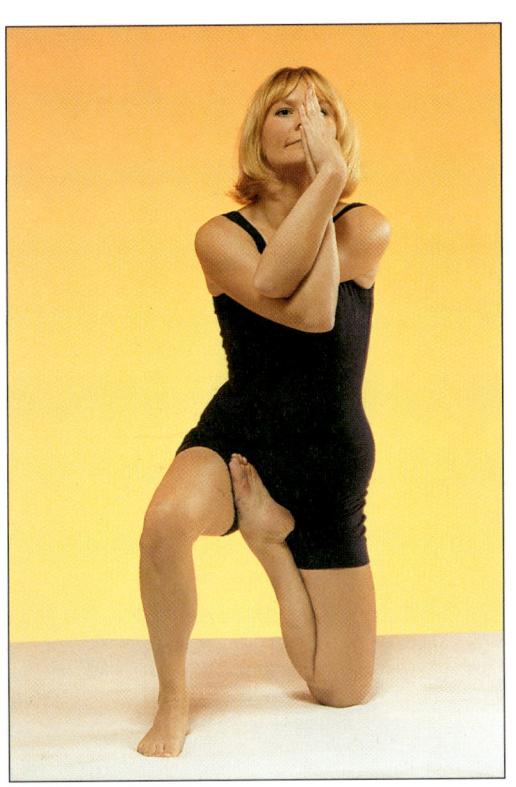

Abb. 99

Pflug (Halasana) – Variationen

I. Wofür die Übung gut ist

Der Pflug und seine Variationen
- ▶ machen die Wirbelsäule elastisch,
- ▶ stimulieren die Schilddrüse und unterstützen dadurch die Gewichtskontrolle,
- ▶ kräftigen und festigen den Bauch,
- ▶ festigen Oberschenkel und Hüften und lassen Fettpolster schrumpfen,
- ▶ lösen tiefsitzende Verspannungen und lindern Kopfschmerzen,
- ▶ stärken das gesamte Nervensystem,
- ▶ verbessern die Blutzirkulation,
- ▶ massieren die inneren Organe, wie Leber, Milz, Bauchspeicheldrüse und Nieren,
- ▶ versorgen Sie mit neuer Energie,
- ▶ kräftigen den Nacken,
- ▶ helfen, einen großen Busen zu verkleinern.

II. Ausführung

Variation 1

1. Legen Sie sich mit ausgestreckten Beinen auf den Rücken. Die Arme liegen neben dem Körper, die Handflächen zeigen nach unten.
2. Ausatmend heben Sie Ihre Beine an, indem Sie die Bauch- und Beinmuskulatur anspannen. Atmen Sie zweimal ein und aus.
3. Stützen Sie sich mit gewölbten Händen am Boden ab, und heben Sie das Gesäß und den unteren Teil des Rückens an. Atmen Sie aus.

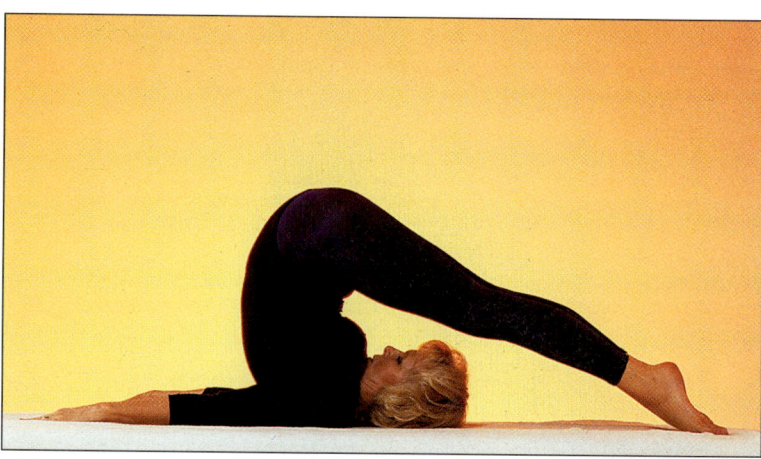

Abb. 100

4. Senken Sie Ihre Beine über dem Kopf nach unten, bis die Zehenspitzen den Boden berühren. Beugen Sie sich dabei in der Hüfte; strecken Sie Ihre Beine.
5. Legen Sie nun die Fußrücken auf den Boden, spannen Sie die Knie an, und strecken Sie die Füße so weit wie möglich nach hinten. Der Rücken ist nun vollkommen vom Boden abgehoben.
6. Strecken Sie Ihre Hände mit den Handflächen nach unten von den Füßen weg, so als würden Hände und Füße auseinandergezogen (Abb. 100).
7. Verharren Sie 10 bis 60 Sekunden; im Laufe der Zeit können Sie sich auf bis zu 5 Minuten steigern.

Variation 2: Ohr-Knie-Stellung (Karnapidasana)

1. bis **6.** Schritt wie oben beschrieben.
7. Beugen und spreizen Sie die Knie, senken Sie sie, und versuchen Sie, sie neben den Ohren auf den Boden aufzusetzen. Machen Sie den Rücken dabei ganz lang. Die Füße bleiben geschlossen. Verharren Sie in dieser Haltung (Abb. 101).
Diese Übung schont Herz und Beine und verbessert die Blutzirkulation im Bereich der Taille.

Variation 3: Gespreizter Pflug (Supta Konasana)

1. bis **6.** Schritt wie oben beim Pflug beschrieben.
7. Spreizen Sie die Beine so weit wie möglich auseinander; die Zehen bleiben am Boden (Abb. 102).
8. Führen Sie dann in einer weiten Kreisbewegung die Arme nach oben, bis Sie mit den Händen die Fußspitzen erreichen. Umfassen Sie die Zehen (Abb. 103).

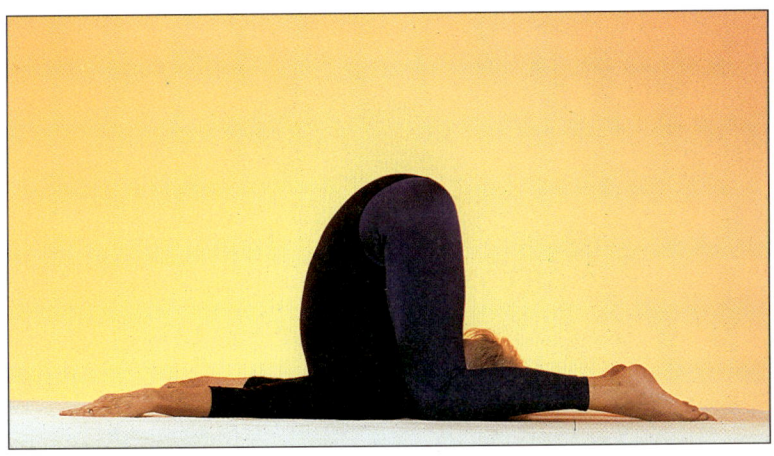

Abb. 101

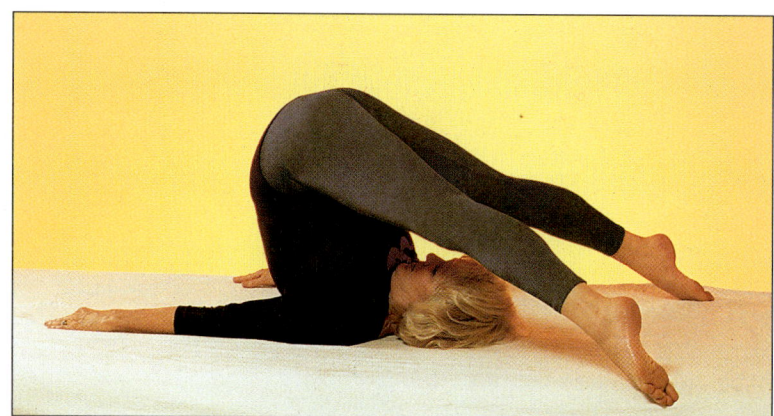

Abb. 102

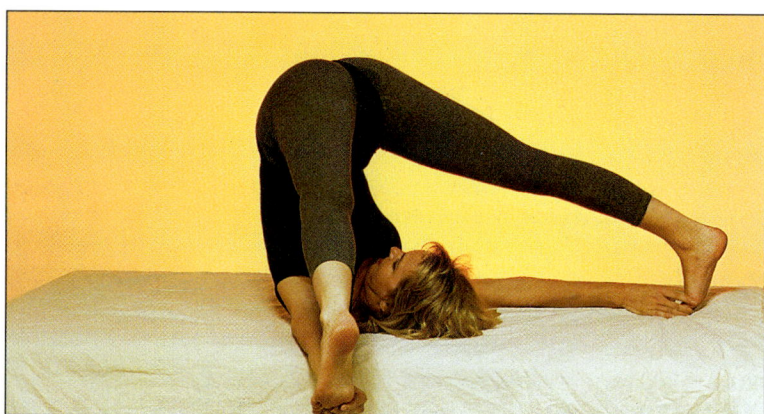

Abb. 103

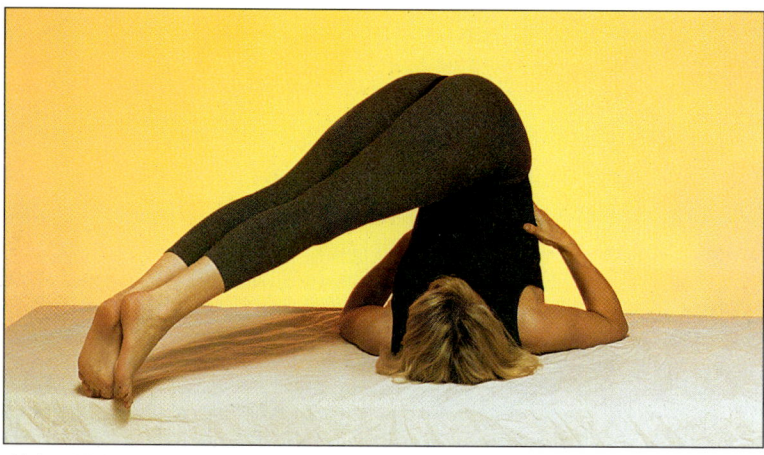

Abb. 104

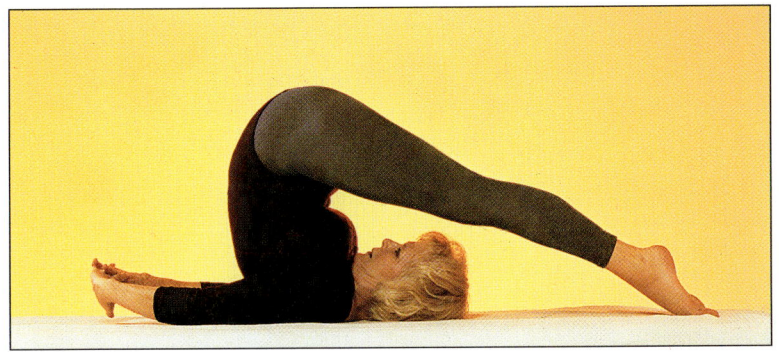

Abb. 105

Variation 4: Seitlicher Pflug (Parsva Halasana)

1. bis **6.** Schritt wie beim Pflug.
7. Stützen Sie Ihren Rücken mit den Händen, und machen Sie ihn gerade.
8. Schieben Sie beide Beine mit gestreckten Knien so weit wie möglich nach rechts. Die Zehen bleiben immer am Boden.
9. Verharren Sie 10 bis 30 Sekunden. Atmen Sie aus, und schieben Sie dann die gestreckten Beine zur linken Seite. Halten Sie diese Stellung 10 bis 30 Sekunden (Abb. <104).
Diese Variante hilft gegen Verstopfung.

Weitere Variationen

1. bis **7.** Schritt wie oben beschrieben.
8. Beugen Sie die Arme, heben Sie die Hände leicht an, und verhaken Sie die Daumen ineinander. Legen Sie die Hände wieder ab, und strecken Sie die Arme.
9. Oder: Verschränken Sie die Hände und drehen Sie sie im Handgelenk einwärts, bis die Handflächen vom Körper wegzeigen (Abb. 105).

III. So ist es richtig

Halten Sie Ihre Beine immer gestreckt.
Wenn Sie die Beine auf den Boden zurücklegen, dürfen Sie nicht den Kopf anheben.
Strecken Sie Arme und Beine in der Endstellung vom Rumpf weg.
Sie dürfen sich anfangs mit den Händen abstützen, um den Rücken ganz lang zu bekommen; legen Sie sie anschließend wieder in die beschriebene Position zurück.
Legen Sie sich eine vierfach gefaltete Decke unter Nacken und Schultern.

Den Pflug werden Sie gar nicht mehr missen wollen, wenn Sie ihn erst einmal beherrschen. Es macht nicht nur Spaß, ihn zu üben, er tut auch unserer geplagten Wirbelsäule gut. Sie wird gedehnt und dabei von Spannungen befreit.

Rad (Urdhva Dhanurasana oder Chakrasana)

I. Wofür die Übung gut ist

Das Rad
- ▶ dehnt die Wirbelsäule und macht den Körper gelenkig,
- ▶ gibt Ihnen neue Energie,
- ▶ macht den Bauch flacher,
- ▶ festigt die Oberschenkel,
- ▶ dehnt den Brustkorb und erleichtert so die Atmung,
- ▶ baut die Brustmuskulatur auf,
- ▶ kräftigt das Gesäß,
- ▶ kräftigt Arme und Handgelenke,
- ▶ verbessert die Durchblutung des Kopfes,
- ▶ wirkt beruhigend.
- ▶ Variation 4 trainiert und kräftigt Füße, Knöchel und Knie.

II. Ausführung

1. Legen Sie sich mit gestreckten Beinen auf den Rücken. Die Arme liegen neben dem Körper.
2. Beugen Sie beide Beine, und ziehen Sie die Fersen zum Gesäß.
3. Umfassen Sie Ihre Knöchel, und ziehen Sie die Fersen noch weiter heran. Die Füße sollten etwa hüftbreit voneinander entfernt sein.
4. Heben Sie die Arme nach oben, und setzen Sie dann die Hände neben dem Kopf schulterbreit auseinander auf den Boden. Die Fingerspitzen zeigen zu den Schultern (Abb. 106).
5. Atmen Sie aus, drücken Sie sich dabei mit den Händen hoch, und heben Sie den Körper an, bis Sie Ihren Scheitel auf den Boden aufsetzen können. Atmen Sie ein paar Mal durch (Abb. 107).
6. Atmen Sie wieder aus, machen Sie Ihren Rücken ganz hohl und kommen Sie mit dem Körper noch weiter nach oben, sodass nun Ihr Körpergewicht auf Händen und Füßen ruht.
7. Schieben Sie die Hüften nach oben, und strecken Sie Arme und Beine, so weit es geht.
8. Verharren Sie 10 bis 60 Sekunden, und atmen Sie dabei normal weiter.
9. Atmen Sie aus, und legen Sie den Körper langsam wieder ab. Entspannen Sie sich.

Variation 1

1. bis 7. Schritt wie oben beschrieben.
8. Verlagern Sie Ihr Gewicht auf das linke Bein, und heben Sie das rechte vorsichtig an, bis es sich parallel zum Boden befindet. Verharren Sie 10 bis 30 Sekunden. Wiederholen Sie die Übung mit dem anderen Bein.

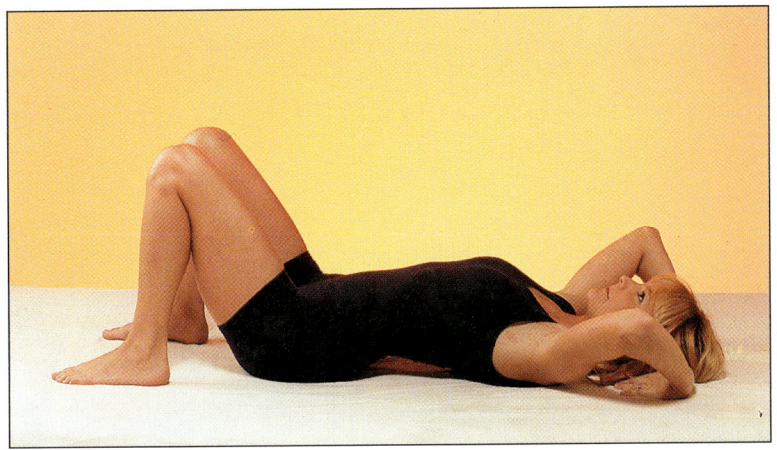

Abb. 106

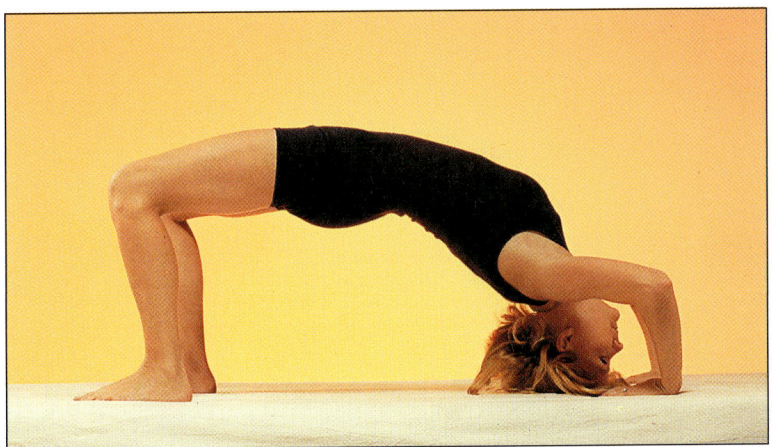

Abb. 107

Variation 2

Wie in Variation 1 beschrieben, nur dass Sie nun auch noch den rechten Arm anheben und die Hand auf den rechten Oberschenkel legen. Verharren Sie so lange es Ihnen möglich ist. Bringen Sie Arm und Bein wieder zum Boden zurück, senken Sie langsam den Körper, und entspannen Sie sich. Wiederholen Sie die Übung mit dem jeweils entgegengesetzten Arm und Bein.

Variation 3

1. bis **7.** Schritt wie oben beschrieben. Schieben Sie dann vorsichtig Ihre Hände so nahe wie möglich an die Fersen heran. Wenn Sie können, berühren Sie sie.

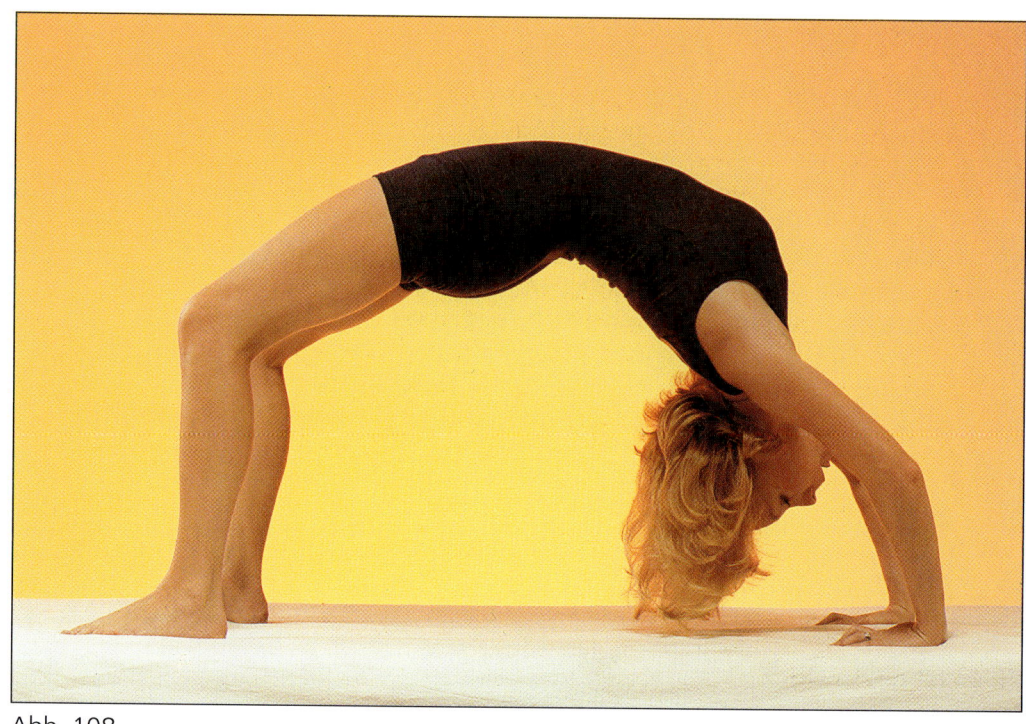

Abb. 108

Variation 4 (für Fortgeschrittene)

1. Stellen Sie sich mit leicht gespreizten Beinen hin.
2. Heben Sie die Arme über den Kopf; die Handflächen zeigen nach oben.
3. Während Sie ausatmen, schieben Sie das Becken nach vorne und beugen den Rücken nach hinten. Gehen Sie dabei leicht in die Knie.
4. Beugen Sie sich mit stets nach oben gerichtetem Blick ganz langsam weiter und weiter nach hinten, bis Ihre Hände auf dem Boden ankommen. Auf den letzten Zentimetern werden Sie zwangsläufig schneller herabfallen.
5. Strecken Sie sofort, wenn Sie den Boden berühren, die Arme durch (Abb. 108), damit Sie Ihre Haltung stabilisieren und nicht zusammenbrechen.
6. Strecken Sie nun auch die Beine, und schieben Sie die Hüften nach oben.
7. Verharren Sie 10 bis 60 Sekunden. Senken Sie Ihren Körper langsam wieder zum Boden, und entspannen Sie sich.
8. Wer diese Variante zu schwierig findet, sollte zunächst die folgende Übung ausprobieren:

Variation 5

1. Stellen Sie sich mit leicht gespreizten Beinen etwa einen Schritt weit von einer Wand entfernt hin. Lassen Sie die Arme herabhängen; Ihr Rücken zeigt zur Wand.
2. und **3.** Schritt wie in Variation 3 beschrieben.
4. Schauen Sie zum oberen Rand der Augenhöhlen, beugen Sie sich weiter und weiter nach hinten, bis Ihre Hände die Wand berühren.
5. Verlagern Sie das Körpergewicht auf die Beine, und „laufen" Sie mit den Händen langsam an der Wand hinunter bis zum Boden. Verharren Sie in dieser Haltung.
6. Lösen Sie die Übung genauso wieder auf. Stoßen Sie sich sachte von der Wand ab, wenn Sie sich etwa zur Hälfte wieder aufgerichtet haben. Üben Sie so, sich aufzurichten, wie Sie in Variation 6 die Beine nach unten bringen – nur eben umgekehrt.

Variation 6 (für sehr Geübte)

Kommen Sie in die Rad-Haltung, indem Sie zuerst einen Handstand machen und dann die Füße nach hinten absenken, bis diese den Boden berühren.

III. So ist es richtig

Bei Schritt 7 der Grundübung sollten Sie sich auf die Zehenspitzen stellen. Das führt zu einer besonders wirkungsvollen Dehnung der Wirbelsäule. Senken Sie dann langsam, damit Sie nicht zusammenbrechen, die Fersen zum Boden.
Legen Sie ein kleines Kissen hinter sich auf den Fußboden, damit Sie mit mehr Sicherheit üben.
Wenn Sie Ihren Kopf nach hinten beugen, sollten Sie stets nach oben, das heißt zum oberen Rand der Augenhöhlen, schauen.
Spannen Sie Ihre Oberschenkel an.
Heben Sie in Schritt 5 der Grundübung die Fersen nicht vom Boden ab.
Wenn Sie Variation 6 versuchen, dann konzentrieren Sie sich nicht so sehr auf die Haltung Ihrer Beine – etwa ob die Knie gebeugt sind –, sondern darauf, dass Sie Ihren Rücken richtig nach hinten beugen. Das ist außerordentlich wichtig.
In Variation 4 müssen Sie, sobald Ihre Hände Kontakt zum Boden bekommen, augenblicklich die Arme durchstrecken. Die Bewegung sollte etwa so ablaufen wie bei der Federung eines Wagens: zunächst erfolgt ein leichtes Nachgeben und dann die Stabilisierung.
Bei Variation 4 empfiehlt es sich, anfangs mit jemandem zu üben, der Hilfestellung leistet. Wenn Sie sich schwierigere Übungen vornehmen möchten, dann sollten Sie vorher unbedingt die entsprechenden Muskelpartien Ihres Körpers trainieren, um genügend Kraft zu bekommen.

Beim Rad ist es häufig so wie beim Lotussitz: Manchen Menschen, vor allem Kindern, gelingt diese Haltung auf Anhieb; andere müssen hart dafür arbeiten. Das Rad dehnt besonders gut die Vorderseite des Körpers und die Wirbelsäule.

Rumpfbeuge im Sitzen (Paschimottanasana) – Variationen

I. Wofür die Übung gut ist

Die Variationen der Rumpfbeuge im Sitzen
- ▶ kräftigen die Bauchmuskulatur und die inneren Organe,
- ▶ lockern und verringern Spannungen in den Beinen und der Wirbelsäule,
- ▶ wirken sich wohltuend auf das gesamte Nervensystem aus,
- ▶ fördern Verdauung und Ausscheidung,
- ▶ stärken die Nieren,
- ▶ massieren das Herz,
- ▶ dehnen den Beckenbereich und verbessern seine Durchblutung,
- ▶ vermitteln ein Gefühl von Vitalität.

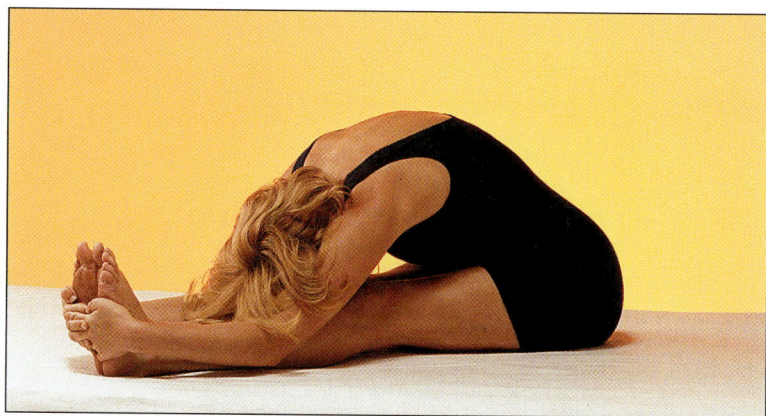

Abb. 109

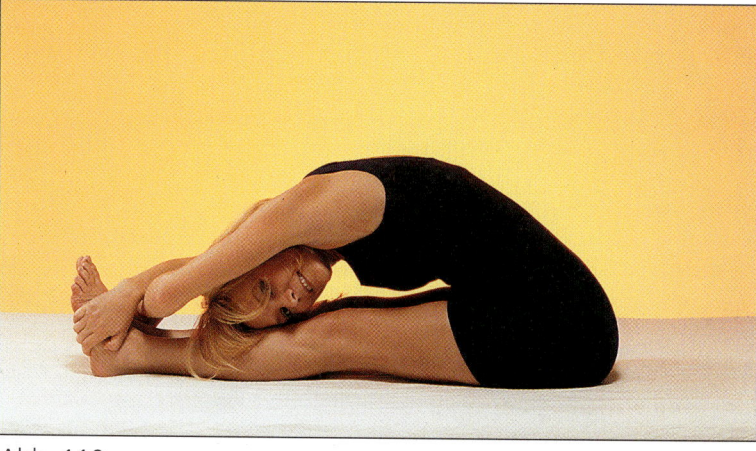

Abb. 110

II. Ausführung

1. Setzen Sie sich mit ausgestreckten Beinen und geschlossenen Füßen auf den Boden; richten Sie Ihren Rücken gerade auf.
2. Heben Sie Ihre Arme über den Kopf, und ziehen Sie die Wirbelsäule nach oben.
3. Ausatmend beugen Sie sich langsam ohne zu federn, aus der Hüfte heraus nach vorne. Umfassen Sie dann fest den Teil Ihres Beins oder Fußes, den Sie bequem erreichen können.
4. Beugen Sie nun die Ellbogen, und ziehen Sie sich an Ihren Beinen entlang nach vorne und leicht nach unten, um so eine gute Dehnung der Wirbelsäule, des Kopfes und der Beine zu erzielen. Der Rücken bleibt dabei so gerade wie möglich, der Kopf senkt sich nicht ab. (Nur weit Fortgeschrittene können mit der Stirn das Knie berühren.)
5. Verharren Sie 5 bis 30 Sekunden in dieser Haltung; atmen Sie normal weiter, und entspannen Sie sich dabei.
6. Atmen Sie ein, und lösen Sie die Haltung langsam auf; wiederholen Sie die Übung noch zweimal.

Variationen zum Thema (als Anreiz für Fortgeschrittene)

1. Umfassen Sie die großen Zehen mit Daumen, Zeige- und Mittelfingern, und fahren Sie mit der Rumpfbeuge fort. Beugen Sie wieder die Ellbogen, um die Wirbelsäule schön zu dehnen.
2. Oder verschränken Sie die Hände unter den Fußsohlen (Abb. 109).
3. Oder umfassen Sie Ihre Fußsohlen, indem Sie von oben über die Zehen danach greifen.
4. Oder umfassen Sie unterhalb der Fußsohlen Ihre Handgelenke.

Variation 1: Rumpfbeuge mit Drehung (Parivrtta Paschimottanasana)

I. Wofür die Übung gut ist

Die Rumpfbeuge mit Drehung
▶ fördert Verdauung und Ausscheidung,
▶ lindert Rückenschmerzen durch die seitliche Drehbewegung,
▶ gibt Ihnen Energie und Vitalität, hilft bei Impotenz.

II. Ausführung

1. Setzen Sie sich mit ausgestreckten Beinen und geschlossenen Füßen auf den Boden; richten Sie Ihren Rücken gerade auf.
2. Kreuzen Sie die Arme, den linken über den rechten, und heben Sie sie über den Kopf; die Daumen zeigen nach unten.

3. Atmen Sie aus, und beugen Sie sich langsam nach vorne. Umfassen Sie mit weiterhin gekreuzten Armen von außen Ihre Fußsohlen. Machen Sie zwei normale Atemzüge.
4. Ausatmend beugen Sie die Ellbogen, und drehen Sie den Oberkörper nach links. Nehmen Sie den Kopf zwischen die Arme, und schauen Sie nach oben (Abb. 110).
5. Halten Sie diese Position 10 bis 20 Sekunden, atmen Sie dabei flach.
6. Atmen Sie ein, richten Sie sich dabei wieder auf, und entspannen Sie sich.
7. Wiederholen Sie die Übung mit umgekehrt verschränkten Armen.

III. So ist es richtig

Halten Sie beim Üben stets die Knie gestreckt, die Kniescheibe ist angezogen, die Kniekehlen sind auf den Boden gepresst.
Strecken und dehnen Sie Ihren Rücken bei allen Rumpfbeugen, auch schon in der Vorwärtsbewegung, so weit wie möglich. Erst dann rollt man die Wirbelsäule ab (zuerst soll der Oberkörper die Oberschenkel berühren, dann erst die Stirn).

Variation 2: Intensive Rumpfbeuge (Urdhva Mukha Paschimottanasana)

I. Wofür die Übung gut ist

Die Intensive Rumpfbeuge
▶ kräftigt und festigt die Oberschenkel,
▶ macht schöne Waden,
▶ lindert selbst starke Rückenschmerzen,
▶ verbessert das Gleichgewicht,
▶ korrigiert eine schlechte Haltung.

II. Ausführung

1. Legen Sie sich mit gestreckten Beinen auf den Rücken; strecken Sie die Arme nach hinten aus.
2. Atmen Sie aus, heben Sie die Beine langsam an wie beim Pflug, und bringen Sie sie nach hinten. Drücken Sie dabei das Kreuz gegen den Boden.
3. Verschränken Sie Ihre Hände und schieben Sie sie über die Fußsohlen. Lassen Sie die Beine gestreckt, und drücken Sie Ihren ganzen Rücken auf den Boden. Atmen Sie zweimal normal aus und ein (Abb. 111).
4. Atmen Sie aus, und ziehen Sie Ihre Beine näher an das Gesicht heran, indem Sie die Ellbogen beugen.
5. Verharren Sie 10 bis 60 Sekunden in dieser Haltung, und atmen Sie normal weiter.
6. Ausatmend legen Sie die Beine wieder ab, entspannen Sie sich.
7. Wenn Sie nicht lange in der Stellung bleiben konnten, wiederholen Sie die Übung noch einmal.

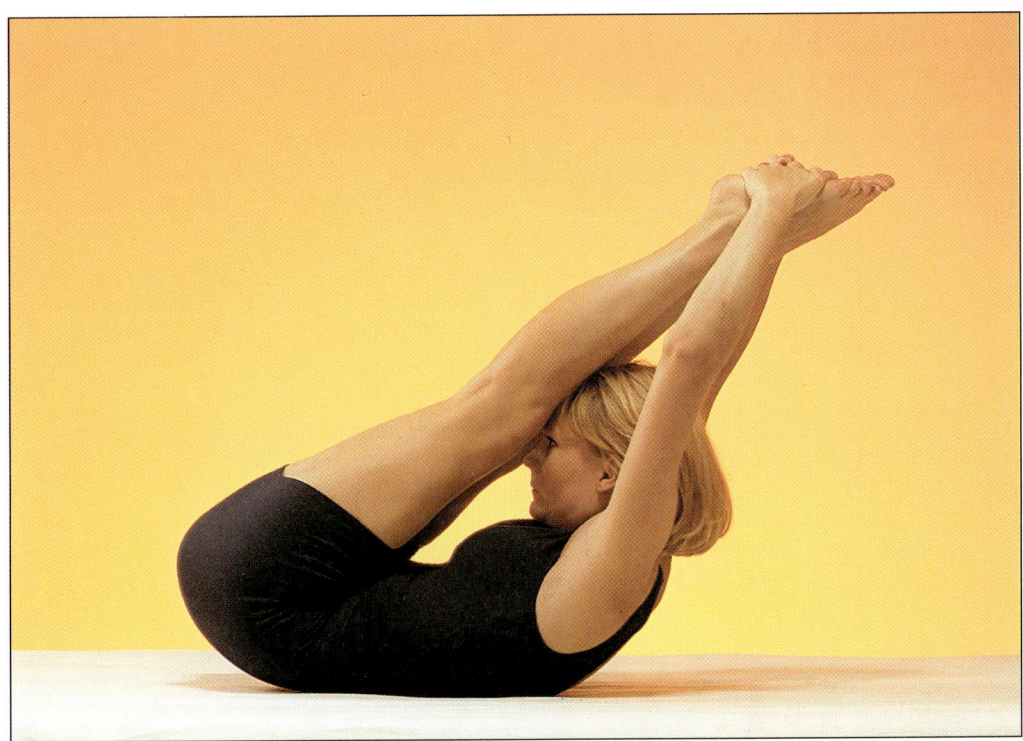

Abb. 111

III. So ist es richtig

Spannen Sie die Knie an.
Lassen Sie den Rücken während des Übens immer möglichst auf dem Boden.
Versuchen Sie, Kopf und Beine zueinander zu bringen, heben Sie dabei aber nicht den Kopf.

Variation 3: Dreiteilige Rumpfbeuge

I. Wofür die Übung gut ist

Die dreiteilige Rumpfbeuge
▶ fördert Verdauung und Ausscheidung,
▶ lockert steife Knie und Knöchel,
▶ festigt den Bauch,
▶ korrigiert Plattfüße,
▶ dehnt Beine und Wirbelsäule und löst dadurch Verspannungen.

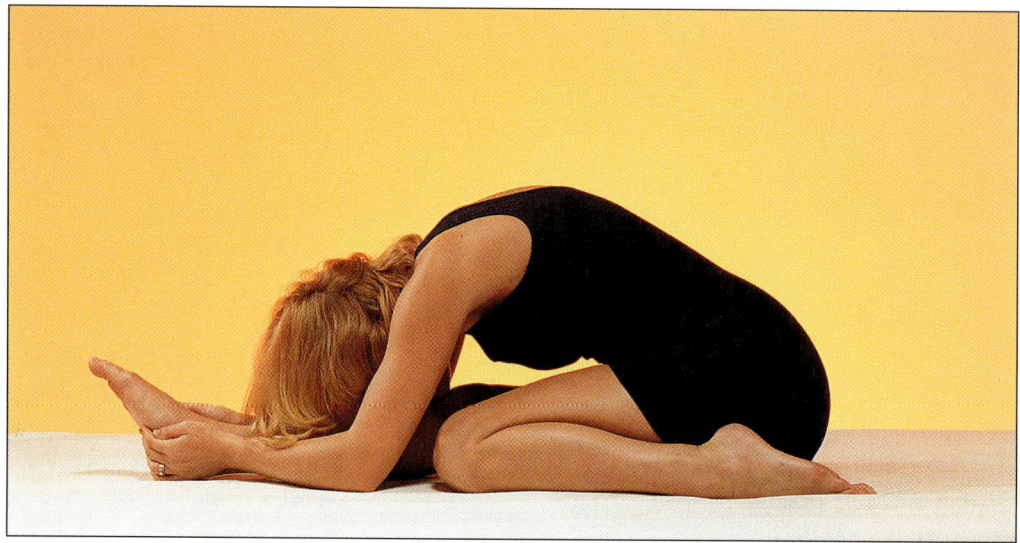

Abb. 112

II. Ausführung

1. Nehmen Sie die Sitzende-Helden-Haltung ein (knien Sie sich auf den Boden, und setzen Sie sich zwischen Ihre hüftbreit geöffneten Füße).
2. Lassen Sie die Arme locker hängen. Verlagern Sie nun Ihr Gewicht auf das linke Bein, und strecken Sie das rechte nach vorne aus.
3. Atmen Sie aus, und beugen Sie sich langsam nach vorne. Lassen Sie Ihre Hände am ausgestreckten Bein entlanggleiten, bis Sie Ihren Fuß umfassen können.
4. Beugen Sie die Ellbogen, und dehnen Sie durch gleichmäßiges Ziehen Ihren Rücken nach vorne, nicht nach unten.
5. Lassen Sie den Kopf hängen, und versuchen Sie mit dem Kinn Ihr Knie zu berühren.
6. Verharren Sie 10 bis 30 Sekunden, und atmen Sie normal weiter (Abb. 112).
7. Einatmend richten Sie sich wieder auf; entspannen Sie sich.
8. Wiederholen Sie die Übung mit dem anderen Bein.

III. So ist es richtig

Das rechte Knie bleibt gestreckt und angespannt.
Lassen Sie die Knie zusammen.

Wenn Sie auf dem linken Bein balancieren, lehnen Sie den Körper ganz leicht nach links.
Ihre Ellbogen sollten nicht den Boden berühren.
Fortgeschrittene können versuchen, ihre Handgelenke zu umfassen und dann die Hände unter die Fußsohle zu legen.

Üben Sie jeden Tag eine andere Variante der Rumpfbeuge, um Blockaden aufzulösen.

Rumpfbeuge im Stehen (Uttanasana) – Variationen

I. Wofür die Übung gut ist

Die Variationen der Rumpfbeuge im Stehen
- verbessern die Körperhaltung,
- dehnen den Brustkorb und erleichtern die Atmung bei Erkrankungen der Atmungsorgane,
- massieren die inneren Organe und
- fördern dadurch Verdauung und Ausscheidung,
- lindern Schmerzen bei steifen und rheumatischen Knien,
- helfen bei Blähungen,
- lindern Bandscheibenbeschwerden.

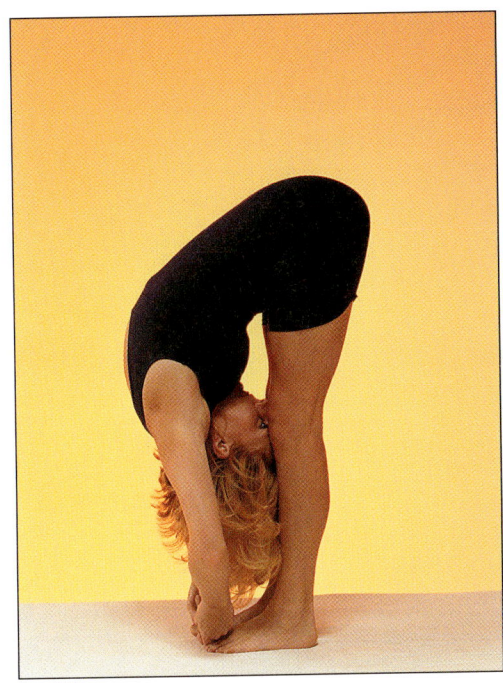

Abb. 113

II. Ausführung

Variation 1 (Padangusthasana)

1. Stellen Sie sich aufrecht mit leicht gegrätschten Beinen hin.
2. Atmen Sie aus, beugen Sie sich aus der Hüfte heraus so weit es geht nach vorne. Der Rücken wird gerade gehalten, der Kopf bleibt oben.
3. Umfassen Sie Ihre großen Zehen mit den Daumen und zwei Fingern. Verharren Sie zwei Atemzüge lang, beugen Sie dann die Ellbogen und bringen den Kopf zu den Knien (Abb. 113).

Variation 2 (Pada Hastasana)

1. Stellen Sie sich aufrecht mit leicht gegrätschten Beinen hin.
2. Atmen Sie aus, und beugen Sie sich aus der Hüfte heraus nach vorne; halten Sie dabei den Rücken gerade.

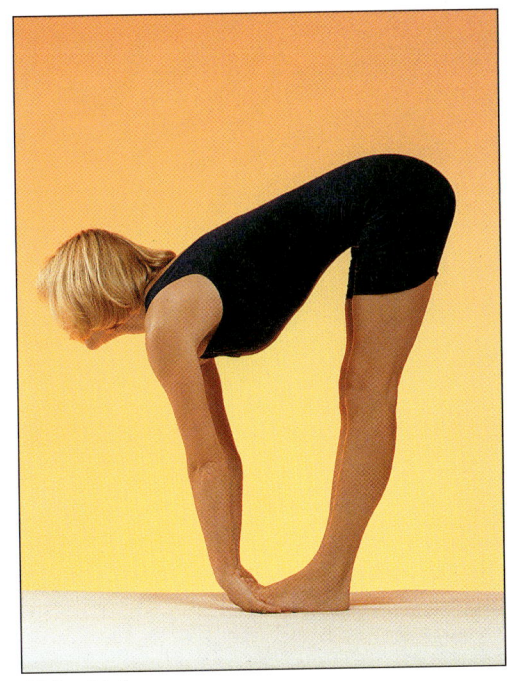

Abb. 114

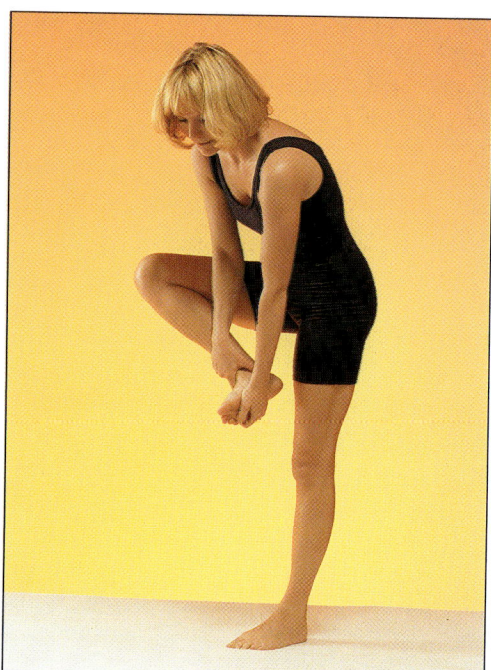

Abb. 115

3. Schieben Sie Ihre Hände mit den Handflächen nach oben unter die Fußsohlen, und verharren Sie so zwei Atemzüge lang (Abb. 114).
4. Atmen Sie aus, und berühren Sie mit der Stirn Ihre Knie.

**Variation 3
(Ardha Baddha Padmottanasana)**

1. Stellen Sie sich aufrecht hin, die Füße sind eng beieinander.
2. Beim Einatmen heben Sie Ihren rechten Fuß bis über das linke Knie.
3. Beugen Sie sich nun leicht nach vorne, und umfassen Sie Ihren rechten Knöchel mit beiden Händen (Abb. 115).
4. Heben Sie den rechten Fuß vorsichtig an, und legen Sie ihn möglichst weit oben auf den linken Oberschenkel.
5. Atmen Sie aus, und beugen Sie sich nach vorne; machen Sie Ihren Rücken gerade (Abb. 116).
6. Stützen Sie sich nun mit den Händen auf dem Boden ab. Fortgeschrittene nehmen den rechten Arm auf den Rücken und greifen mit der rechten Hand nach den Zehen des rechten Fußes. Nur die linke Hand bleibt als Stütze am Boden.
7. Mit einer Ausatmung bringen Sie Ihre Stirn zu den Knien, verharren Sie 10 bis 20 Sekunden (Abb. 117).
8. Einatmend richten Sie sich wieder auf, und entspannen Sie sich. Wiederholen Sie die Übung mit dem linken Fuß.

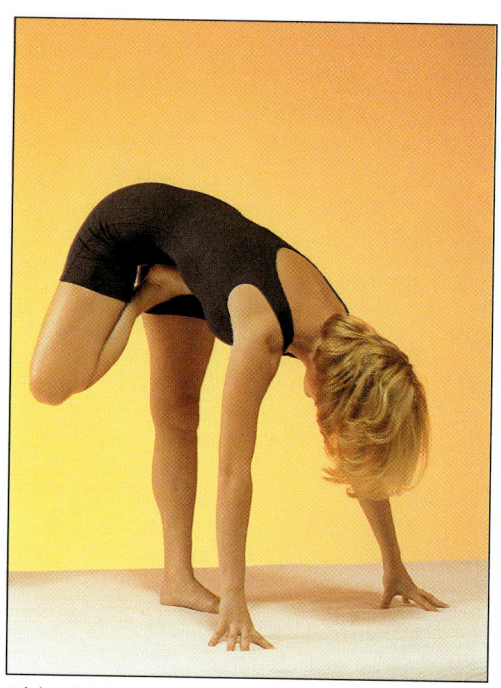

Abb. 116

III. So ist es richtig

Spannen Sie die Knie an, und strecken Sie die Beine.
Denken Sie daran, den Rücken gerade zu halten.
Schauen Sie beim Vorwärtsbeugen geradeaus (Abb. 114, Seite 97). Atmen Sie möglichst tief.
Machen Sie keine ruckhaften Bewegungen, und erzwingen Sie nichts.
Üben Sie zunächst die einfacheren Rumpfbeuge, wenn Sie mit Yoga erst begonnen haben.
Menschen mit Bandscheibenbeschwerden oder anderen Rückenproblemen sollten nicht versuchen, mit der Stirn die Knie zu berühren.
Ziehen Sie nicht den Kopf nach unten, sondern strecken Sie Ihre Wirbelsäule, und machen Sie sie ganz lang. Das ist sehr wichtig.
Entspannen Sie sich mit jeder Ausatmung mehr, und lassen Sie sich von Ihrem Atem nach unten ziehen.

Es macht Spaß, diese Variationen auszuprobieren.
Durch die leicht abgewandelten Haltungen werden jeweils unterschiedliche Körperregionen einbezogen. Daher sollte man sie alle üben.

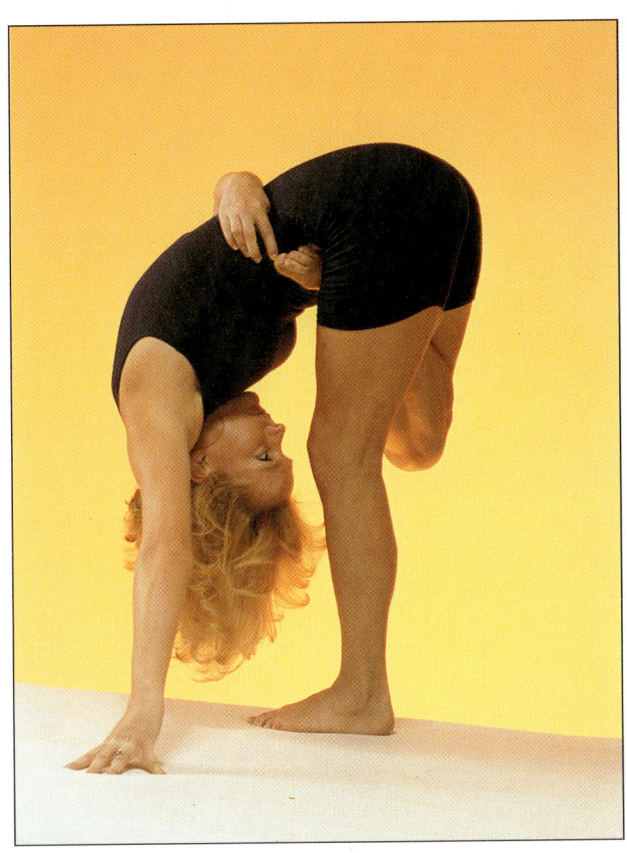

Abb. 117

Rumpfbeuge mit gekreuzten Beinen

I. Wofür die Übung gut ist

Die Rumpfbeuge mit gekreuzten Beinen
- lindert morgendliche Rückenschmerzen,
- hilft ausgezeichnet bei Beschwerden in der Kreuzbeinregion,
- hilft bei Blähungen und Verdauungsstörungen,
- ist außerdem eine gute Atemübung,
- eignet sich vorzüglich zur Vorbereitung des Baucheinziehers.

II. Ausführung

1. Stellen Sie sich gerade hin; richten Sie Ihre Wirbelsäule auf.
2. Kreuzen Sie das rechte über das linke Bein; das rechte Bein ist leicht gebeugt. Stellen Sie die Zehen des rechten Fußes neben die des linken, heben Sie die rechte Ferse dabei vom Boden ab (Abb 118).
3. Atmen Sie tief ein, und beugen Sie sich dann ausatmend langsam von der Hüfte aus nach vorne; weichen Sie dabei mit dem Oberkörper nicht zur Seite aus, und halten Sie die Schultern gerade.
4. Bringen Sie die Finger möglichst nahe an den Boden heran. Entspannen Sie sich, und lassen Sie den Kopf locker hängen (Abb. 119).
5. Atmen Sie vollständig aus, und entspannen Sie dann bewusst Ihren Bauch. Nach wenigen Sekunden zieht das durch die Ausatmung entstandene Vakuum Ihre Bauchdecke langsam nach innen.
6. Richten Sie sich langsam wieder auf, und atmen Sie dabei ein.
7. Machen Sie die Übung jeweils dreimal mit dem rechten und dem linken Bein.

III. So ist es richtig

Üben Sie mit einem niedrigen Hocker oder Kissen vor sich, bis Sie sicher geworden sind. Achten Sie darauf, dass Ihre Wirbelsäule bei der Beugung in der Mittelachse bleibt. Vermeiden Sie es, eine Hüfte seitlich herauszuschieben.
Die Beugung erfolgt nur aus der Hüfte heraus; halten Sie die Schultern gerade, und knicken Sie nicht in der Taille ab.
Üben Sie immer und immer wieder, auch wenn sich Ihr Bauch zunächst nicht sehr weit nach innen ziehen lässt. Achten Sie besonders darauf, dass Ihr Bauch ganz entspannt ist und daß Sie vollständig ausgeatmet haben, und warten Sie einige Sekunden in völliger Entspannung. Dann stellt sich das faszinierende Phänomen des Nach-innen-Ziehens ganz von selbst ein.

Diese Übung, ursprünglich eine Atemübung, hilft auch wirksam gegen Blähungen. Sie sollten sie daher immer üben, wenn Sie daran leiden.

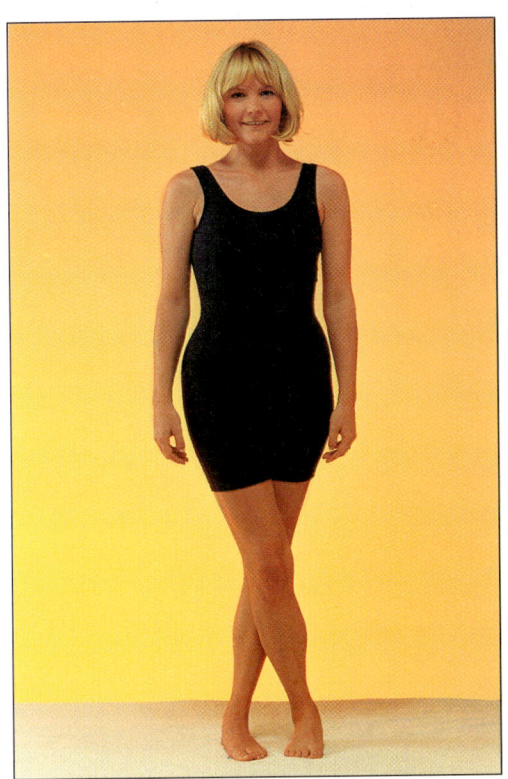

Abb. 118

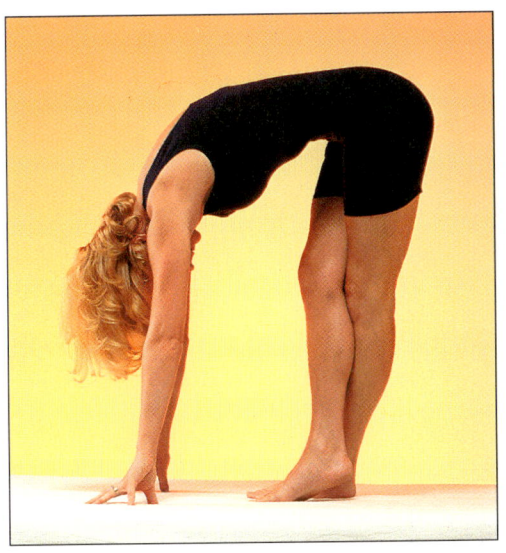

Abb. 119

Rumpfverschluss

I. Wofür die Übung gut ist

Der Rumpfverschluss
- beseitigt Verdauungsstörungen,
- erleichtert die Verdauung von Nahrungsmitteln, die normalerweise nicht gut vertragen werden,
- massiert und stimuliert die inneren Organe,
- unterstützt die Nierenfunktion,
- hilft nach Geburten oder bei einem Vorfall, die Gebärmutter wieder in ihre ursprüngliche Lage zurückzubringen,
- ist hilfreich bei Prostatavergrößerung,
- lindert Beschwerden, die durch Hämorrhoiden verursacht werden.

II. Ausführung

1. Setzen Sie sich mit leicht gegrätschten Beinen auf den Boden.
2. Beugen Sie das linke Bein, und legen Sie Ihre Ferse an den Schritt, die Fußsohle liegt am rechten Oberschenkel.
3. Atmen Sie aus, beugen Sie sich nach vorne, und umfassen Sie mit beiden Händen Ihren rechten großen Zeh.
4. Lassen Sie den Kopf herabhängen, und pressen Sie Ihr Kinn in die Kehlgrube. Strecken Sie Ihren Rücken, und nehmen Sie die Schultern leicht nach vorne.
5. Atmen Sie ein, und ziehen Sie den Bauch heftig nach innen und oben wie beim Baucheinzieher (Abb. 120).
6. Atmen Sie aus, und lassen Sie den Bauch wieder herausschnellen.
7. Atmen Sie erneut ein, ziehen Sie den Bauch ein. Halten Sie den Atem an, und atmen Sie dann wieder aus. Wiederholen Sie dies mit eingezogenem Bauch bis zu 2 Minuten lang.
8. Ausatmend lassen Sie den Bauch locker, und ruhen Sie eine Weile.

III. So ist es richtig

Üben Sie zunächst den Baucheinzieher, um ein Gefühl dafür zu bekommen, wie Sie den Bauch einziehen müssen.
Variieren Sie die Übung, indem Sie das rechte Bein gerade nach vorne ausstrecken und das linke mit gebeugtem Knie im rechten Winkel dazu halten.
Beugen Sie nicht, den Kopf zum Knie hinunter, sondern drücken Sie Ihr Kinn gegen die Brust.
Machen Sie Ihre Wirbelsäule ganz lang.
Achten Sie darauf, dass Ihr rechtes Bein gerade ist und dass Sie nicht nach rechts überhängen.
Ziehen Sie Ihre Zehen während der Haltephase zum Körper hin.

Wenn Sie Ihre Bauchorgane gesund erhalten wollen, darf der Rumpfverschluss auf Ihrem Übungsplan nicht fehlen. Er hilft außerdem hervorragend, Fettpolster am Bauch und in der Taille schmelzen zu lassen. Sie sollten ihn daher täglich üben.

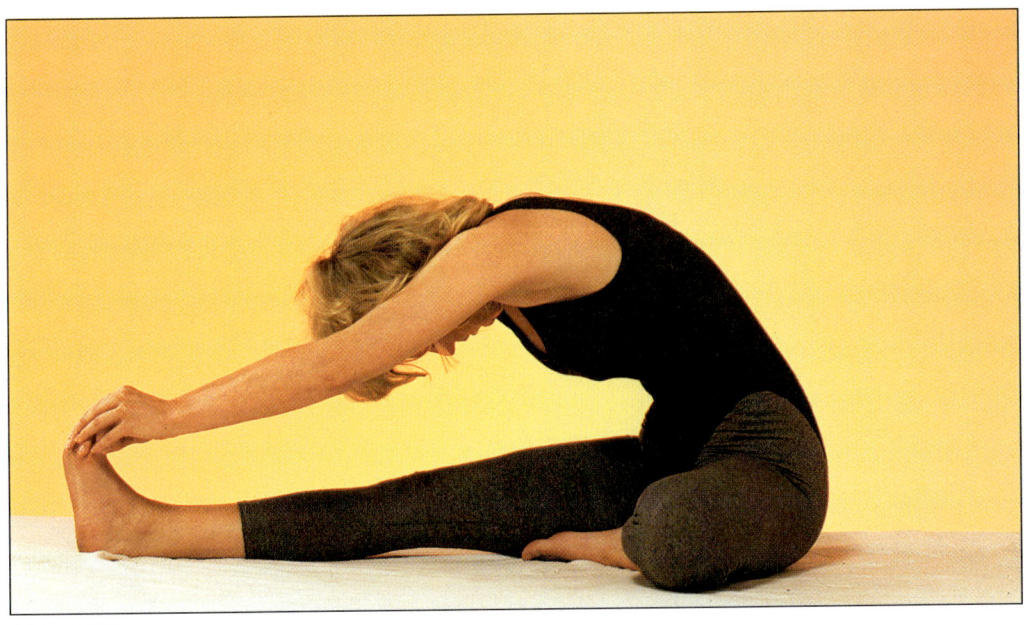

Abb. 120

Schiefe Ebene (Purvottanasana)

I. Wofür die Übung gut ist

Die Schiefe Ebene
- ▶ entwickelt und kräftigt die Brustmuskulatur,
- ▶ dehnt den Brustkorb,
- ▶ bringt Erleichterung bei Atemproblemen,
- ▶ kräftigt und festigt das Gesäß,
- ▶ kräftigt die Handgelenke,
- ▶ hält die Schultergelenke beweglich,
- ▶ kräftigt die Knöchel und verhilft zu schönen Fesseln,
- ▶ empfiehlt sich zum Ausgleich nach Rumpfbeugeübungen und nach der Kerze.
- ▶ Variation 1 eignet sich besonders, um Hüften, Oberschenkel und Bauch zu festigen.

II. Ausführung

1. Setzen Sie sich mit ausgestreckten Beinen auf den Boden; die Füße sind eng beieinander.
2. Lehnen Sie sich etwas zurück, und stützen Sie Ihre Hände genau unterhalb der Schultern auf den Boden. Die Fingerspitzen zeigen dabei nach vorne. Atmen Sie aus, drücken Sie sich mit den Händen ab, und heben Sie das Gesäß an.
3. Stemmen Sie die Fersen fest auf den Boden, und heben Sie die Hüften so hoch wie möglich. Strecken Sie den Rücken, und lassen Sie den Kopf nach hinten fallen (Abb. 121). Das Gewicht ruht auf Händen und Füßen.
4. Halten Sie die Endstellung 10 bis 60 Sekunden lang, und atmen Sie normal weiter.
5. Atmen Sie aus, senken Sie die Hüften langsam zum Boden, entspannen Sie sich.

Variation 1

1. bis **3.** Schritt wie oben beschrieben.
4. Heben Sie das rechte Bein langsam so hoch wie möglich (Abb. 122).
5. Verharren Sie 10 bis 30 Sekunden lang.
6. Wiederholen Sie die Übung mit dem anderen Bein.

Variation 2

1. Setzen Sie sich mit gestreckten Beinen und geschlossenen Füßen auf den Boden.
2. Stützen Sie Ihre Hände neben den Hüften auf den Boden auf, wobei die Fingerspitzen nach hinten weisen.
3. Ausatmend heben Sie das Gesäß vom Boden ab.
4. Fahren Sie fort, wie in Schritt 3 bis 5 der Grundübung beschrieben.

III. So ist es richtig

Damit es Ihnen anfangs etwas leichter wird, den Po anzuheben, dürfen Sie die Knie beugen und die Fußsohlen aufsetzen. Strecken Sie die Beine, sobald das Gesäß oben ist. Achten Sie darauf, dass der Fuß ganz auf dem Boden steht, wenn Sie die Endstellung erreichen.
Während Sie in der Endstellung verharren, sollten Sie an die positiven Wirkungen, nicht an die Mühen der Übung denken.
Ihr Körpergewicht sollte gleichmäßig auf Händen und Füßen ruhen.
Machen Sie Ihren Nacken ganz lang, wenn Sie den Kopf hängen lassen.

Die Schiefe Ebene sollten Sie immer stets im Anschluss an Rumpfbeugehaltungen üben; sie kräftigt die Muskulatur von Brust, Beinen, Gesäß und Bauch sowie die Gelenke.

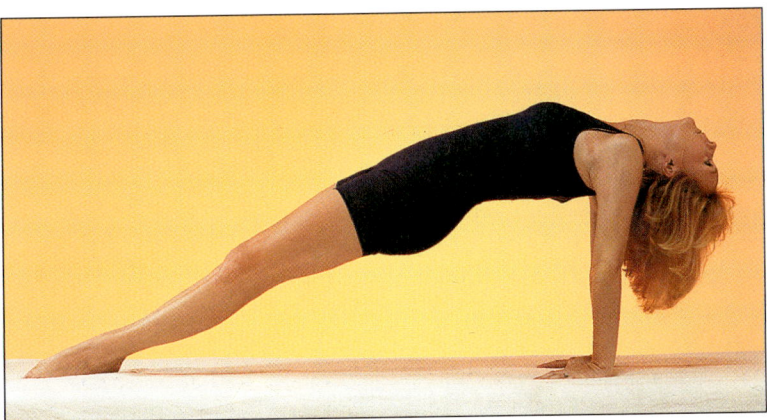

Abb. 121

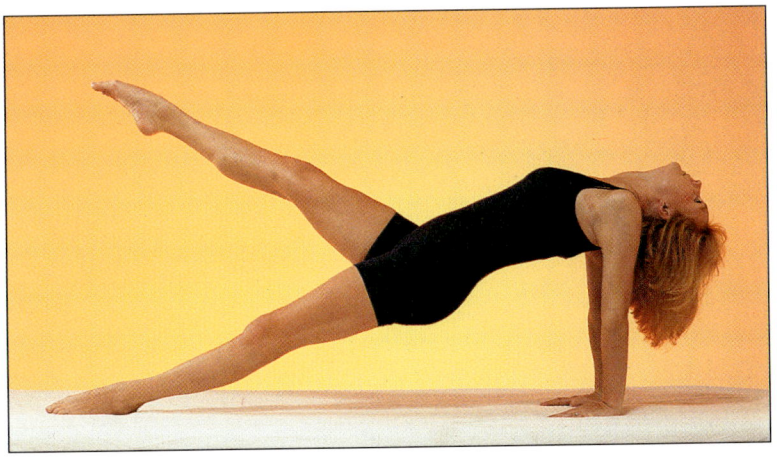

Abb. 122

Schildkröte (Kurmasana)

I. Wofür die Übung gut ist

Die Schildkröte
- ▶ stimuliert und kräftigt die inneren Organe,
- ▶ dehnt und stabilisiert die Wirbelsäule,
- ▶ wirkt nervenberuhigend,
- ▶ dehnt fast alle Muskelpartien im Körper
und hat dadurch eine entspannende Wirkung,
- ▶ vermittelt ein Gefühl von Vitalität,
- ▶ regt die Drüsen- und Nierentätigkeit an,
- ▶ dehnt und kräftigt die Beinmuskulatur.

II. Ausführung

1. Setzen Sie sich mit leicht gespreizten Beinen auf den Boden.
2. Beugen Sie die Knie ein wenig, und ziehen Sie dabei Ihre Fersen einige Zentimeter in Richtung Körper.
3. Atmen Sie aus, beugen Sie sich nach vorne, und schieben Sie Ihre rechte Hand von innen unter dem rechten Knie durch, die linke Hand unter dem linken Knie.
4. Strecken Sie nun Ihre Arme soweit wie möglich zur Seite aus; Schultern und Kopf kommen dabei langsam immer weiter nach unten, bis Ihre Stirn den Boden berührt (Abb. 123).
5. Wenn es nicht mehr weitergeht, drücken Sie die Knie nach unten, und strecken Sie die Beine.
6. Verharren Sie 10 bis 60 Sekunden, atmen Sie ganz normal weiter.

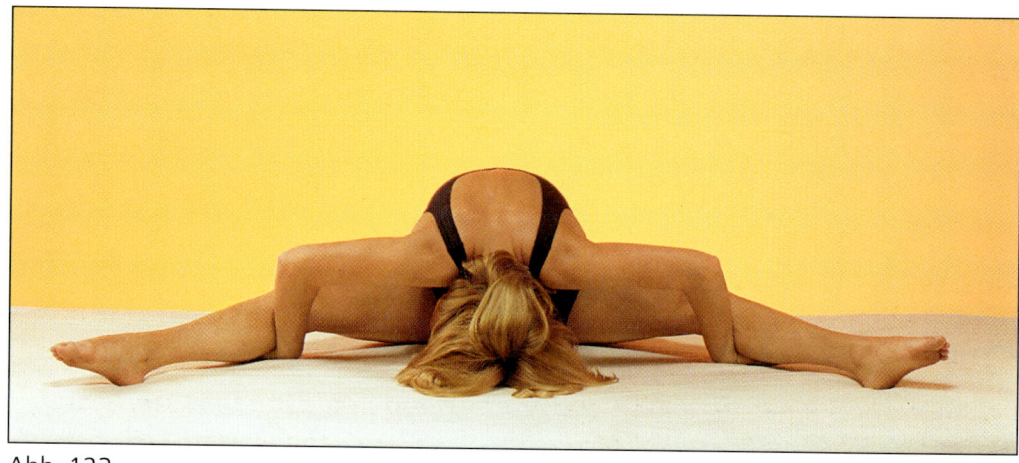

Abb. 123

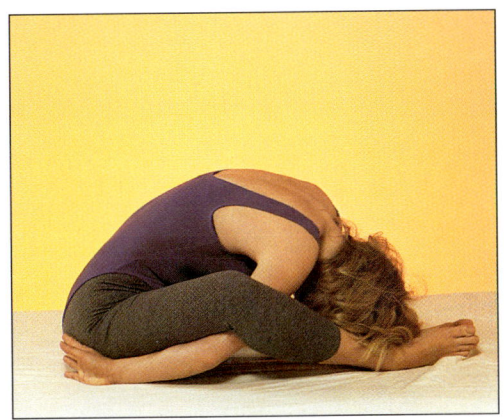

Abb. 124

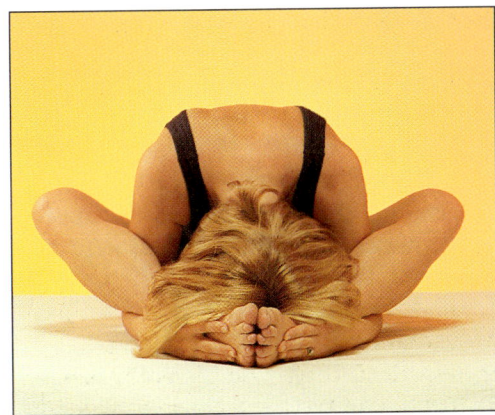

Abb. 125

Variation: Schlafende Schildkröte (Svata Kurmasana) (für sehr Geübte)

1. bis **4.** Schritt wie oben beschrieben.
5. Nach einigen ruhigen Atemzügen atmen Sie aus, beugen Sie dabei leicht die Knie, und führen Sie Ihre Arme an den Hüften vorbei nach hinten. Strecken Sie Ihre Arme, und drehen Sie die Handflächen nach oben.
6. Schieben Sie Ihre Hände so weit hinter den Rücken, dass sie zusammentreffen und einander fassen können. Dazu müssen Sie die Arme beugen und die Brust etwas anheben.
7. Ziehen Sie die Füße weiter an den Körper heran, kreuzen Sie die Knöchel, und legen Sie den Kopf zwischen den Beinen auf den Boden (Abb. 124 und 125).
8. Verharren Sie 10 bis 20 Sekunden in dieser Stellung, und atmen Sie normal weiter.
9. Atmen Sie aus, lösen Sie die Haltung, und entspannen Sie sich.

III. So ist es richtig

Spreizen Sie die Beine nicht zu weit.
Sie sollten die Endhaltung nicht erzwingen. Falls es nicht auf Anhieb klappt, üben Sie zunächst andere Rumpfbeugehaltungen.
Um die Beine zu strecken, nachdem Sie die Arme darunter geschoben haben, müssen Sie sie etwas weiter spreizen.
Für eine wirklich perfekte Haltung müssen Sie Arme und Nacken lang strecken.
Versuchen Sie, mit Brust und Gesicht den Boden zu berühren.
Strecken Sie die Arme weit genug aus, sodass sie sich unter Ihren Kniekehlen befinden.

Die Schildkröte ist eine wirklich schwierige Haltung, man sollte daher behutsam an sie herangehen. Die beschriebene Variante eignet sich auch zum Meditieren, da sich in dieser Haltung die Sinne nach innen wenden können.

Seitliche Beinhebung (Anantasana)

I. Wofür die Übung gut ist

Die Seitliche Beinhebung
- lindert Rückenschmerzen,
- kräftigt die Beine und macht sie schön,
- wirkt sich günstig auf die gesamte Beckenregion aus,
- kräftigt die Arme,
- festigt Oberschenkel, Hüften und Gesäß und lässt Fettpolster verschwinden.

II. Ausführung

1. Legen Sie sich auf die rechte Seite, die Beine sind geschlossen. Strecken Sie den rechten Arm in Kopfhöhe nach vorne.
2. Heben Sie den Kopf, und stützen Sie ihn mit der rechten Hand so, dass die Handfläche das Ohr halb verdeckt. Setzen Sie Ihre linke Hand mit der Handfläche nach unten in Brusthöhe auf den Boden.
3. Heben Sie nun langsam das linke Bein so hoch wie möglich, und halten Sie den Körper dabei gerade. Strecken Sie die Beine ganz durch (Abb. 126).
4. Verharren Sie 5 bis 20 Sekunden, und atmen Sie dabei normal weiter.
5. Atmen Sie aus, und legen Sie das linke Bein langsam wieder ab. Entspannen Sie sich.
6. Wiederholen Sie die Übung mit dem rechten Bein.
7. Wiederholen Sie die Übung, und heben Sie dabei beide Beine geschlossen an (Abb. 127).

Variation

1. und **2.** Schritt wie oben beschrieben.
3. Beugen Sie das linke Bein, und fassen Sie mit der linken Hand die Zehen Ihres linken Fußes.
4. Wenn Sie ausatmen, strecken Sie das Bein langsam nach oben.
5. Beugen Sie dann Ihren Arm, und ziehen Sie behutsam am Fuß. Strecken Sie das Bein auf diese Weise, so weit Sie es schaffen (Abb. 128).
6. Atmen Sie aus, und legen Sie das Bein wieder ab. Entspannen Sie sich.
7. Wiederholen Sie die Übung mit dem rechten Bein.

III. So ist es richtig

Achten Sie darauf, dass Ihr Körper während des Übens ganz gerade bleibt. Beim Anheben des Beins passiert es leicht, dass man das Gesäß nach hinten streckt.
Senken Sie das Bein genauso langsam, wie Sie es angehoben haben.
Gehen Sie nur so weit, wie es Ihnen angenehm ist. Erzwingen Sie nichts.

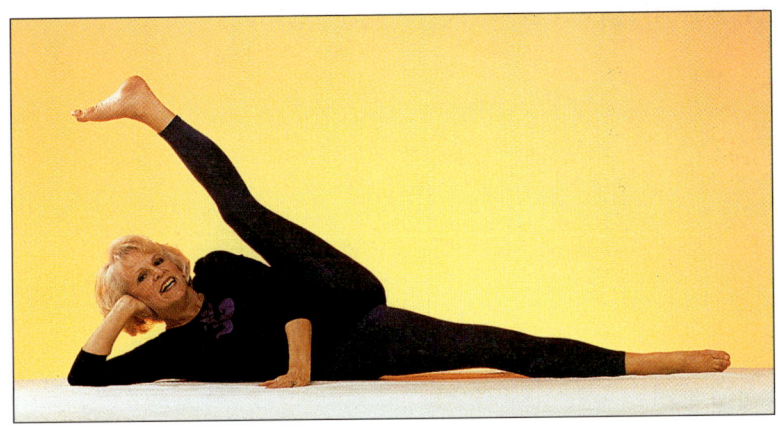

Abb. 126

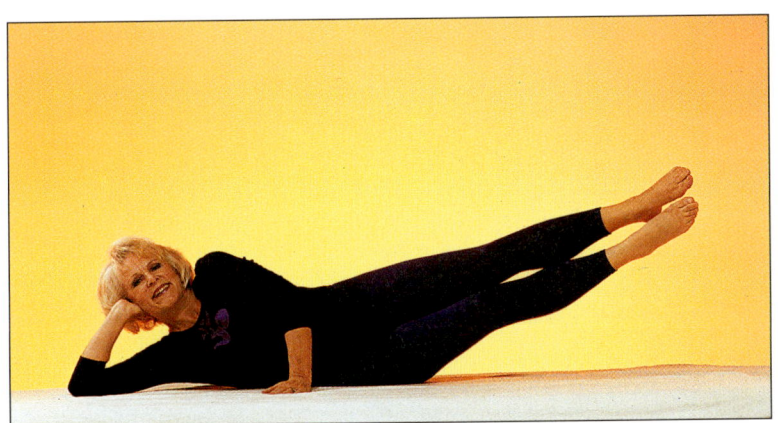

Abb. 127

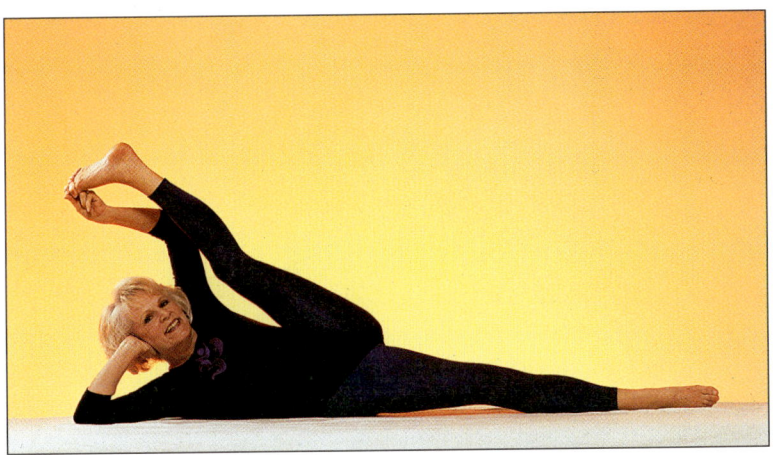

Abb. 128

Skorpion (Pincha Mayurasana und Vrschikasana)

I. Wofür die Übung gut ist

Der Skorpion
- ▶ dehnt und festigt die Bauchmuskulatur,
- ▶ kräftigt und lockert die Wirbelsäule,
- ▶ baut die Schulter- und Rückenmuskulatur auf,
- ▶ verbessert Gleichgewicht und Koordination,
- ▶ dehnt die Lungen,
- ▶ verbessert die Durchblutung in Kopf, Wirbelsäulen- und Beckenregion.

II. Ausführung

Tanzender Skorpion (Pincha Mayurasana)
1. Knien Sie sich mit angezogenen Füßen auf den Boden.
2. Beugen Sie sich nach vorne, und legen Sie Ihre Unterarme auf den Boden; die Handflächen zeigen nach unten. Ihre Arme sollten etwas weniger als schulterbreit voneinander entfernt sein; spreizen Sie die Finger.
3. Drücken Sie nun das Gesäß nach oben. Die Knie bleiben locker, und der Kopf wird nach oben gestreckt (Abb. 129).
4. Atmen Sie aus, stoßen Sie sich leicht mit einem Fuß ab, und bringen Sie die Beine schwungvoll nach oben wie beim Handstand.
5. Um ins Gleichgewicht zu kommen, spannen Sie die Muskulatur in Beinen und Hüften an, und strecken Sie Wirbelsäule, Brustkorb und Schultern nach oben. Halten Sie die Füße geschlossen (Abb. 130).
6. Verharren Sie so lange wie möglich, senken Sie dann die Beine zum Boden.

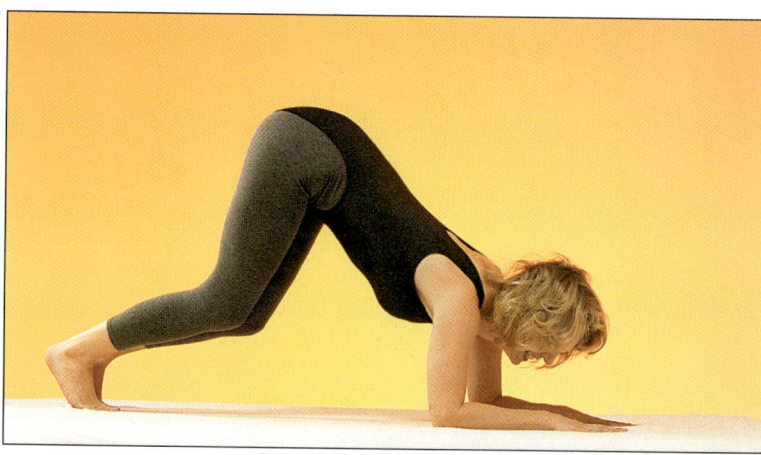

Abb. 129

Variation 1: Ruhender Skorpion (Sayanasana) (für sehr geübte Yogaschüler)

1. bis **5.** Schritt wie oben beschrieben.
6. Halten Sie diese Stellung wenigstens 20 Sekunden lang. Heben Sie dann zuerst die eine, dann die andere Hand, und balancieren Sie nur noch auf den Ellbogen.
7. Legen Sie die Handgelenke aneinander, und stützen Sie das Kinn in die Hände.

Variation 2: Skorpion für wirkliche Könner (Vrschikasana)

1. bis **5.** Schritt wie oben beschrieben.
6. Machen Sie beim Ausatmen den Rücken ganz hohl, heben Sie den Kopf an, beugen Sie die Knie, und versuchen Sie, mit Ihren Zehen Ihren Kopf zu berühren (Abb. 131).

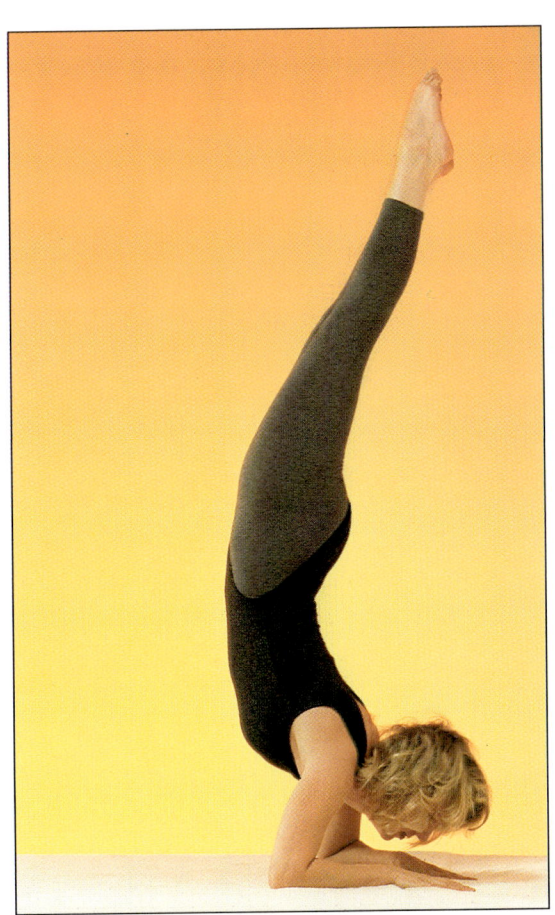

Abb. 130

III. So ist es richtig

Spreizen Sie die Finger und „verankern" Sie sich sozusagen im Boden, während Sie in der Endstellung verharren.

Probieren Sie aus, welche Armposition Ihnen am besten liegt. Etwas weniger als schulterbreit auseinander hat sich als optimal erwiesen.

Üben Sie so lange vor einer Wand (die Fingerspitzen gut 20 Zentimeter davon entfernt), bis Sie es schaffen, eine Zeitlang zu balancieren, ohne sich abzustützen.

Sie können anfangs versuchen, aus der Schulter heraus etwas zu federn, um ins Gleichgewicht zu kommen (Ihr Gesicht kommt dabei unter Umständen dem Boden ziemlich nahe). Probieren Sie zuerst einen Handstand.

Achten Sie darauf, dass Sie den Kopf heben und Ihr Körper insgesamt gestreckt bleibt, als würde jemand Sie an den Zehen nach oben ziehen.

Für den Skorpion braucht man einige Kraft in den Armen, er gilt daher auch als eine Asana für Männer. Doch mit Konzentration und Entschlossenheit haben ihn schon viele Frauen geschafft, und sei es auch nur für 10 Sekunden. Haltungen wie diese regen dazu an, sich im Yoga immer weiterzuentwickeln und mit den Anforderungen zu wachsen.

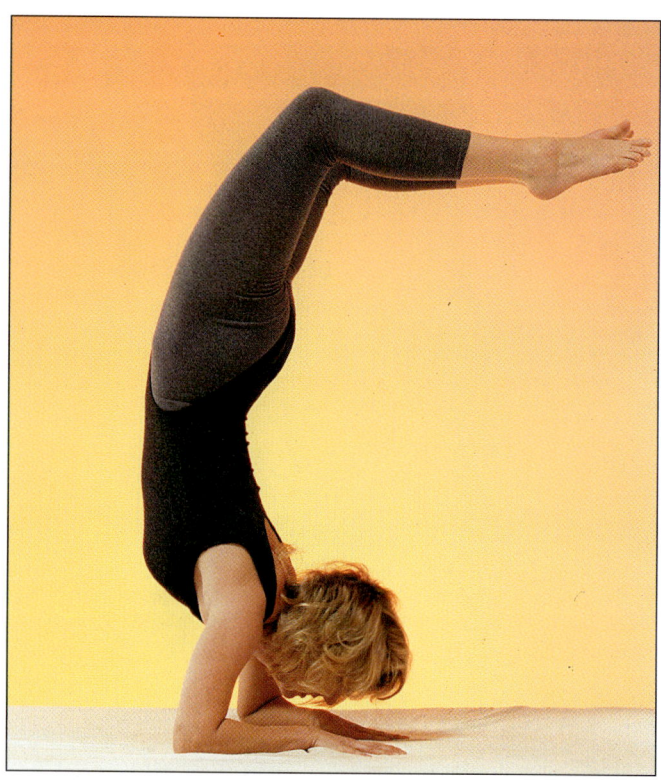

Abb. 131

Spagat (Hanumanasana oder Anyaneyasana)

I. Wofür die Übung gut ist

Der Spagat
▶ lindert Ischiasbeschwerden,
▶ kräftigt und formt das Bein,
▶ festigt und kräftigt die Oberschenkel,
▶ trainiert die Hüftgelenke,
▶ verbessert Körperhaltung und Elastizität.

II. Ausführung (Grundstellung)

1. Gehen Sie in die Hocke.
2. Setzen Sie die Hände schulterbreit auseinander vor den Zehenspitzen auf den Boden.
3. Schieben Sie das linke Bein nach vorne, und strecken Sie das Knie so weit wie möglich.
4. Verlagern Sie Ihr Gewicht auf die Hände, heben Sie das Gesäß, und schieben Sie das rechte Bein nach hinten (Abb. 132).
5. Strecken Sie zugleich das linke Bein noch weiter nach vorne, bis die Beine schließlich eine gerade Linie bilden.
6. Senken Sie den Schritt vorsichtig weiter nach unten, wobei das Gewicht größtenteils auf den Händen ruhen sollte (Abb. 133).
7. Wenn Sie ganz auf dem Boden sitzen (was sehr viel Übung erfordert), heben Sie die Hände, und falten Sie sie vor der Brust; balancieren Sie auf den Beinen und atmen Sie normal weiter.
8. Kommen Sie in die Hocke zurück, und stützen Sie sich dabei mit den Händen ab. Setzen Sie sich wieder hin, und entspannen Sie sich anschließend. Wiederholen Sie die Übung, indem Sie die Beine entgegengesetzt ausstrecken.

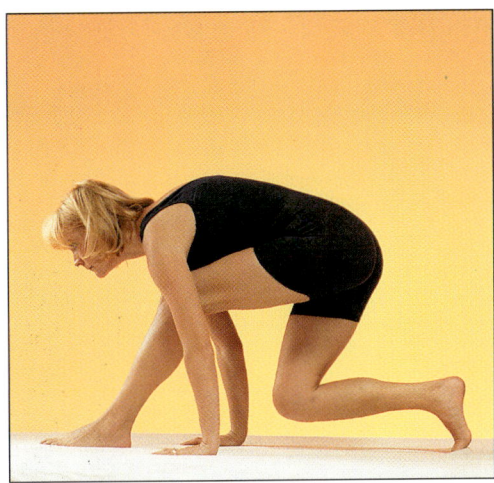

Abb. 132

Variation (für wirkliche Könner)

1. bis 6. Schritt wie oben beschrieben.
7. Heben Sie die Hände über den Kopf, legen Sie die Handflächen aneinander, richten Sie die Wirbelsäule auf, und beugen Sie sich etwas nach hinten (Abb. 134). Verharren Sie, und beugen Sie sich dann nach vorne zu den Füßen.
8. und 9. Schritt wie oben beschrieben.

III. So ist es richtig

Drücken Sie unter gar keinen Umständen den Schritt mit Gewalt zum Boden. Lassen Sie sich langsam von Ihrem Körpergewicht nach unten ziehen.
Konzentrieren Sie sich darauf, dass Ihre Beine gestreckt bleiben, während die Ferse des vorderen Fußes und der Fußrücken des hinteren den Boden berühren.
Stützen Sie sich mit den Händen ab, und senken Sie Ihren Schritt nur allmählich.
Wenn Ihnen die hier beschriebene Übungsfolge Schwierigkeiten bereitet, können Sie den Spagat auch aus einem Tiefen Ausfallschritt heraus probieren.

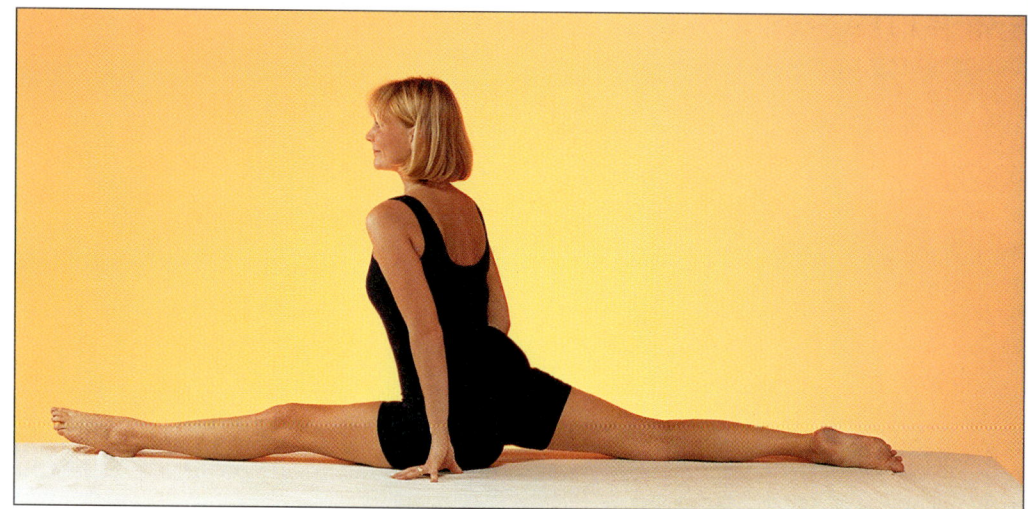

Abb. 133

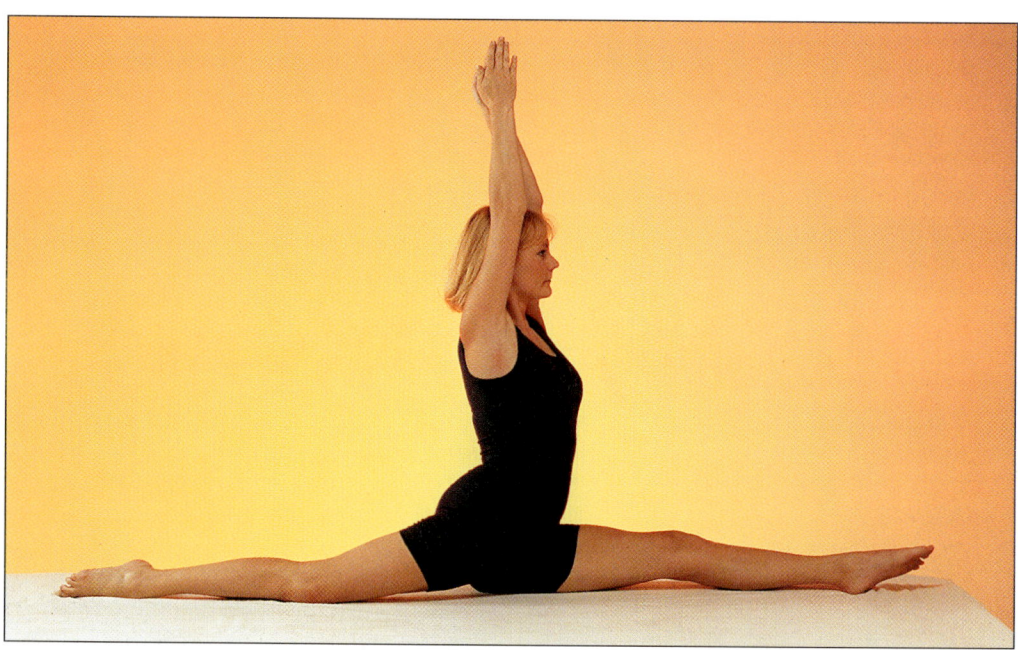

Abb. 134

Die meisten von uns kennen den Spagat nur als Ballettpose – und waren von dieser Übung tief beeindruckt. Denken Sie bitte daran, dass eine Ballerina, bis sie ihn beherrscht, jahrelang intensiv trainieren muss. Seien Sie daher nicht von sich enttäuscht, wenn es nicht gleich klappt, und erzwingen Sie nichts. Schon der bloße Versuch ist ein außerordentlich effektives Training für Ihre Beine.

Spinne (Supta Padangusthasana)

I. Wofür die Übung gut ist

Die Spinne
- lindert Ischiasbeschwerden,
- lockert die Hüftgelenke,
- kräftigt die Beine und fördert ihre Durchblutung,
- beugt Bruchleiden vor,
- eignet sich hervorragend für Menschen, deren Beine gelähmt sind,
- kräftigt und festigt Oberschenkel und Hüften.

II. Ausführung

1. Legen Sie sich gestreckt auf den Boden.
2. Legen Sie Ihre linke Hand auf den linken Oberschenkel. Beugen Sie das rechte Bein, und ziehen Sie das Knie zur Brust.
3. Fassen Sie mit den Fingern Ihrer rechten Hand von oben die Zehen Ihres rechten Fußes (Abb. 135).
4. Atmen Sie aus, heben Sie den Kopf, und strecken Sie gleichzeitig Ihr rechtes Bein über den Kopf.
5. Halten Sie das Bein gestreckt, und ziehen Sie es so weit wie möglich zu sich heran, bis Sie es mit Ihrer Stirn berühren können (Abb. 136).
6. Verharren Sie 5 bis 20 Sekunden, atmen Sie normal weiter.
7. Atmen Sie ein, lösen Sie die Haltung, und entspannen Sie sich.

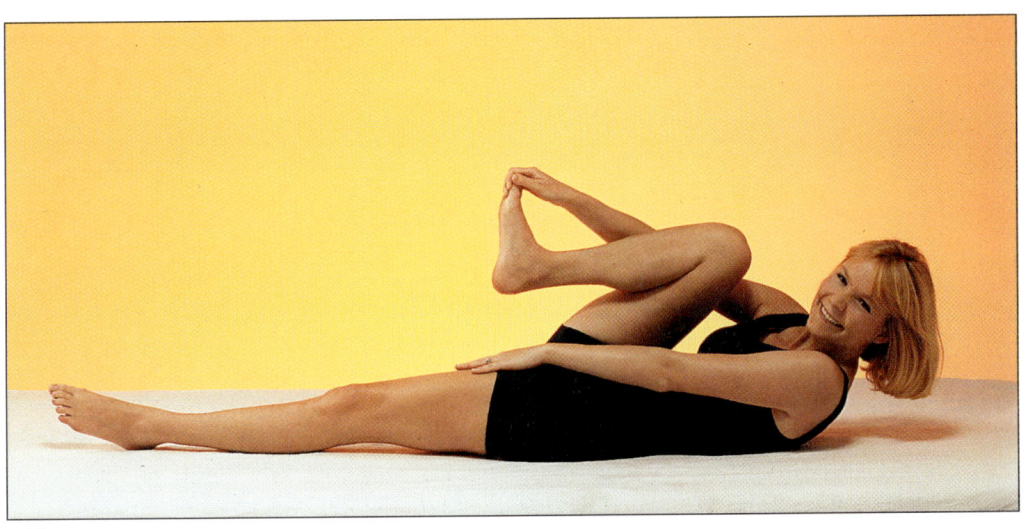

Abb. 135

Variation 1

1. bis **4.** Schritt wie oben beschrieben.
5. Einatmend ziehen Sie das rechte Bein leicht nach vorne, und beugen Sie es.
6. Atmen Sie aus, und bringen Sie den rechten Fuß zur linken Schulter.
7. Heben Sie den rechten Ellbogen, und ziehen Sie ihn nach hinten. Strecken Sie Ihren Kopf unter dem Arm hervor (Abb. 137).
8. Verharren Sie so lange wie möglich in dieser Stellung. Atmen Sie ein, lösen Sie die Haltung, und entspannen Sie sich.

Variation 2

1. bis **4.** Schritt wie oben beschrieben.
5. Atmen Sie ein, und strecken Sie das rechte Bein senkrecht empor.
6. Ausatmend senken Sie das vollkommen gestreckte rechte Bein langsam seitlich bis zum Boden. Bewegen Sie dabei ausschließlich Ihr Bein, nicht den übrigen Körper.
7. Verharren Sie 5 bis 20 Sekunden, und atmen Sie normal weiter.
8. Lösen Sie die Haltung, und entspannen Sie sich.
9. Wiederholen Sie alle Variationen auch mit dem anderen Bein.

III. So ist es richtig

Das ausgestreckte Bein sollte während des Übens stets ganz gerade am Boden liegen bleiben.
Lassen Sie die linke Hand auf dem ausgestreckten Bein liegen.
Es ist nicht so wichtig, ob Sie mit dem Kopf Ihr Knie berühren können. Achten Sie vielmehr darauf, dass das rechte Bein gestreckt ist.
Wenn Sie damit besser zurechtkommen, können Sie statt Ihre Fußzehen von oben zu fassen, auch Ihren großen Zeh mit Zeigefinger und Daumen festhalten.

Supta Padangusthasana heißt eigentlich, wenn man es wörtlich übersetzt: Zehenhaltung im Liegen. Wir fanden diese Bezeichnung zu langweilig für eine Übung, die den Körper so angenehm dehnt. Meine Kinder haben dieser Asana daher den Namen Spinne gegeben.

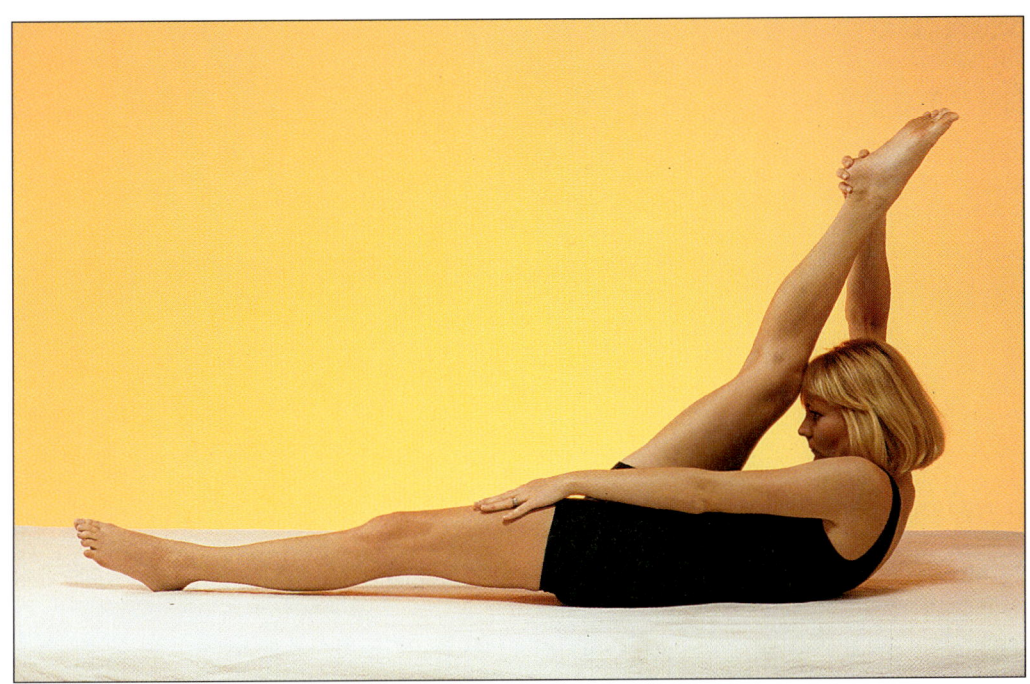

Abb. 136

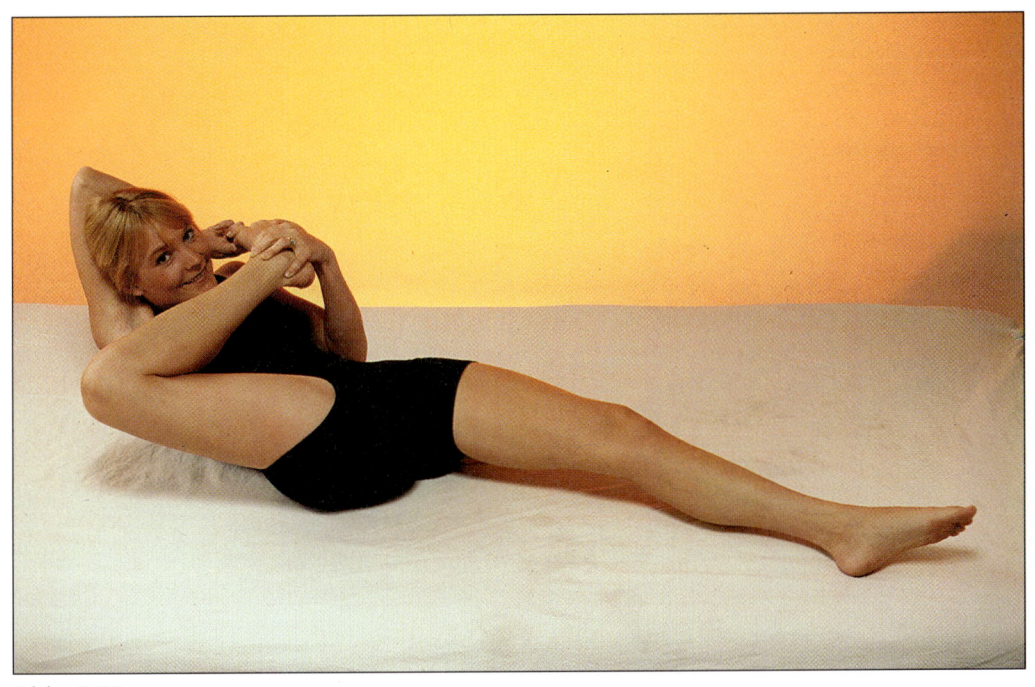

Abb. 137

Stab (Dandasana, Paripurna Navasana)

I. Wofür die Übung gut ist

Der Stab
- macht die Taille schlanker,
- hilft bei Blähungen und Magenbeschwerden,
- ist gut für die Nieren,
- verbessert die Haltung,
- stärkt die Bauchmuskulatur,
- kräftigt die untere Rückenpartie und empfiehlt sich daher zur Geburtsvorbereitung oder für ältere Menschen.
- Variation 1 hilft bei schlimmen Rückenschmerzen.

II. Ausführung

1. Setzen Sie sich mit gestreckten Beinen und leicht nach hinten gekipptem Becken hin, sodass das Steißbein den Boden berührt. Stützen Sie Ihre Hände neben den Hüften auf.
2. Atmen Sie aus, und beugen Sie die Arme. Lehnen Sie sich leicht zurück, und heben Sie langsam die gestreckten Beine an.
3. Üben Sie mit äußerster Konzentration wie bei jeder Gleichgewichtsübung, und versuchen Sie, die Füße bis auf Kopfhöhe anzuheben (Abb. 138).
4. Wenn Sie Ihr Gleichgewicht gefunden haben, strecken Sie die Arme waagrecht nach vorne aus; die Handflächen zeigen zu den Beinen (Abb. 139).
5. Verharren Sie 10 bis 30 Sekunden oder auch länger in dieser Haltung.
6. Atmen Sie im Rhythmus: ein, aus, kurz anhalten, ein usw.
7. Ausatmend legen Sie die Beine wieder ab, und entspannen Sie sich.

Variation 1

1. Setzen Sie sich mit gestreckten Beinen und nach hinten gekipptem Becken auf den Boden.
2. Beugen Sie die Beine, ziehen Sie die Fersen möglichst nahe an das Gesäß heran, und haken Sie Ihre Fingerspitzen über die Fußzehen.
3. Heben Sie die Füße einige Zentimeter an, und kommen Sie ins Gleichgewicht.
4. Konzentrieren Sie sich, atmen Sie aus, und strecken Sie die Beine nach vorne und oben (Abb. 140).
5. Verharren Sie, solange Sie das Gleichgewicht halten können, und atmen Sie normal weiter.
6. Atmen Sie aus, und legen Sie die Beine wieder ab. Entspannen Sie sich.

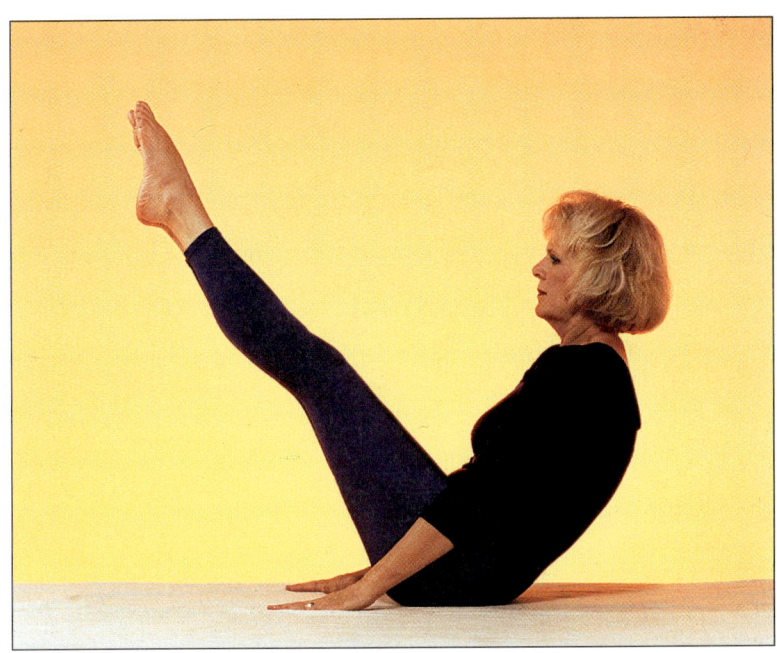

Abb. 138

Variation 2

1. bis **4.** Schritt wie oben beschrieben.
5. Spreizen Sie die Beine langsam so weit wie möglich auseinander (Abb. 141).

III. So ist es richtig

Heben Sie die Füße zunächst nur einige Zentimeter an, und finden Sie eine sichere Sitz-
position, bevor Sie mit der Übung weitermachen.
Anfangs hilft es, wenn Sie sich etwa in Kniehöhe an den Beinen festhalten.
Konzentrieren Sie sich darauf, das Gleichgewicht zu halten – es hilft, wenn Sie den Blick
auf einen bestimmten Punkt fixieren.
Verlieren Sie nicht den Mut, auch wenn Sie immer wieder nach hinten purzeln. Machen
Sie zunächst andere Gleichgewichtsübungen wie etwa den Baum sowie die am Ende
dieses Bandes genannten Übungen zur Kräftigung der Rückenmuskulatur.

Der Stab ist eine Übung, die für Menschen aller Altersstufen und beiderlei Geschlechts
jeweils besondere Vorzüge hat. Durch die Atemtechnik wird die Bauch- und Rückenmuskulatur kräftiger, zugleich wirkt sie auch günstig auf die inneren Organe. Mit der Zeit
werden Sie die Haltung immer flüssiger und sicherer einnehmen können.

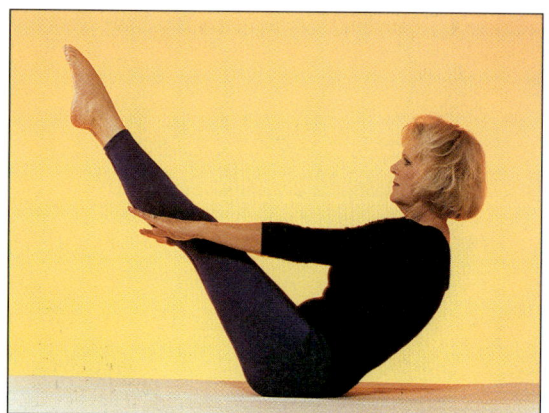

Abb. 139

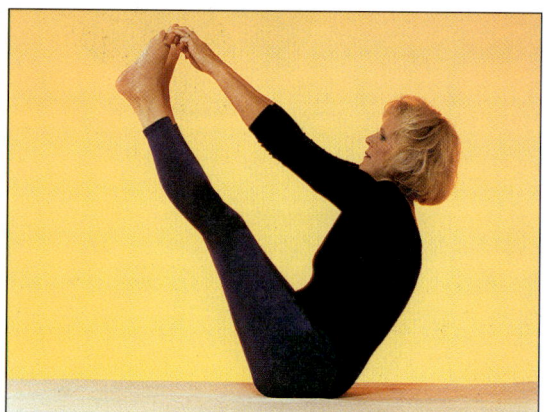

Abb. 140

120

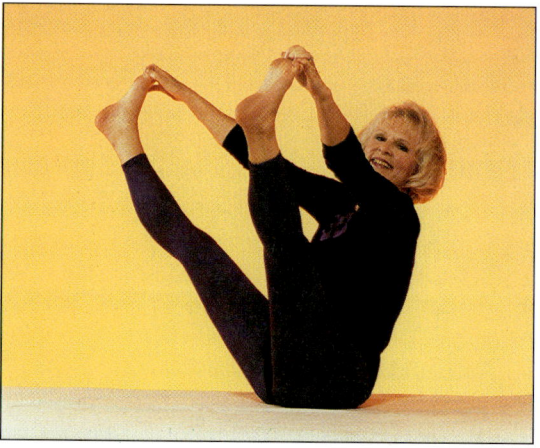

Abb. 141

Tiefer Ausfallschritt (Sirangushtasana)

I. Wofür die Übung gut ist

Der Tiefe Ausfallschritt
- ▶ kräftigt und festigt Oberschenkel und Waden,
- ▶ kräftigt schwache Knöchel (und ist daher besonders Skifahrern zu empfehlen),
- ▶ massiert die inneren Organe,
- ▶ verhilft zu schönen Beinen und Fesseln,
- ▶ verbessert die Durchblutung des Kopfes,
- ▶ harmonisiert Gleichgewichtssinn und Körperhaltung.

II. Ausführung

1. Stellen Sie sich mit leicht gegrätschten Beinen aufrecht hin.
2. Drehen Sie den rechten Fuß um 90° nach rechts; die Spitze des linken Fußes zeigt weiter geradeaus.
3. Beugen Sie Ihr linkes Knie, und verlagern Sie Ihr Gewicht auf das linke Bein.
4. Atmen Sie aus, verschränken Sie Ihre Hände hinter dem Rücken, und beugen Sie sich nach vorne, sodass Ihr Oberkörper auf dem linken Oberschenkel liegt (Abb. 142).
5. Schieben Sie gleichzeitig das rechte Bein so weit wie möglich nach hinten; halten Sie das Bein vollkommen gestreckt.
6. Wenn Sie sicher stehen, bewegen Sie den Oberkörper vorsichtig vom Oberschenkel weg etwas weiter zur Mitte hin, und versuchen Sie mit dem Kopf den Boden zu berühren.
7. Verharren Sie 10 bis 30 Sekunden in dieser Stellung, und atmen Sie dabei normal weiter (Abb. 143).
8. Atmen Sie aus, und richten Sie sich langsam auf. Entspannen Sie sich.
9. Wiederholen Sie die Übung mit dem rechten Bein. Üben Sie den ganzen Turnus insgesamt dreimal.

III. So ist es richtig

Damit Sie das Gleichgewicht halten können, muss der rechte Fuß immer gerade nach vorne zeigen.
Stützen Sie sich anfangs mit den Händen ab.
Machen Sie keine ruckartigen Bewegungen, und erzwingen Sie nichts. Lassen Sie sich von Ihrem Körpergewicht nach unten ziehen, um den Kopf näher zum Boden zu bekommen. Strecken Sie Ihr linkes Bein aus.

Der Tiefe Ausfallschritt ist eine Übung, bei der die gesamte Beinmuskulatur trainiert wird; ich empfehle sie daher vor allem Sportlern und Frauen, die Wert darauf legen, dass ihre Beine schlank und schön bleiben.

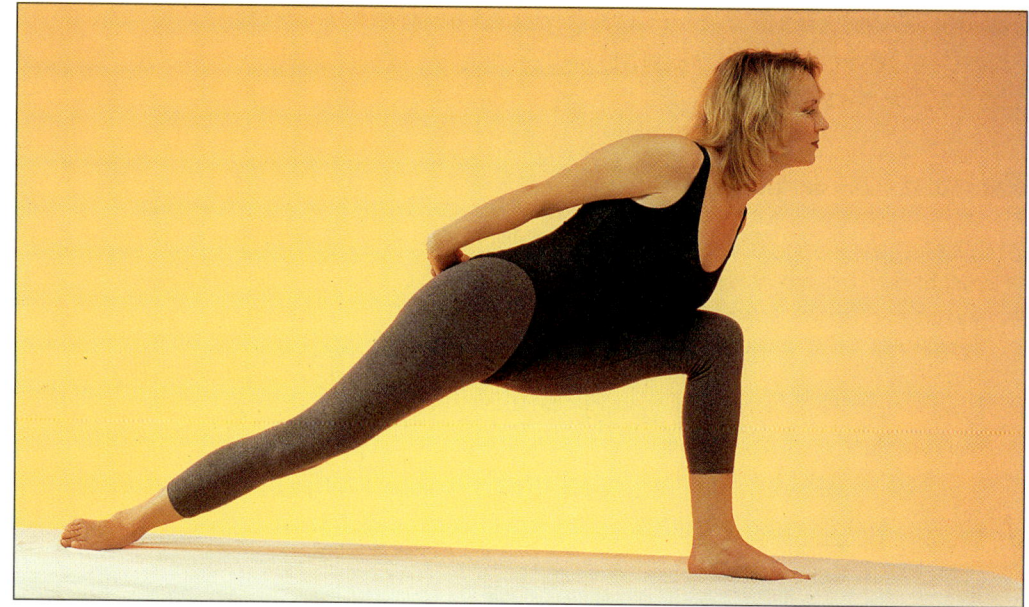

Abb. 142

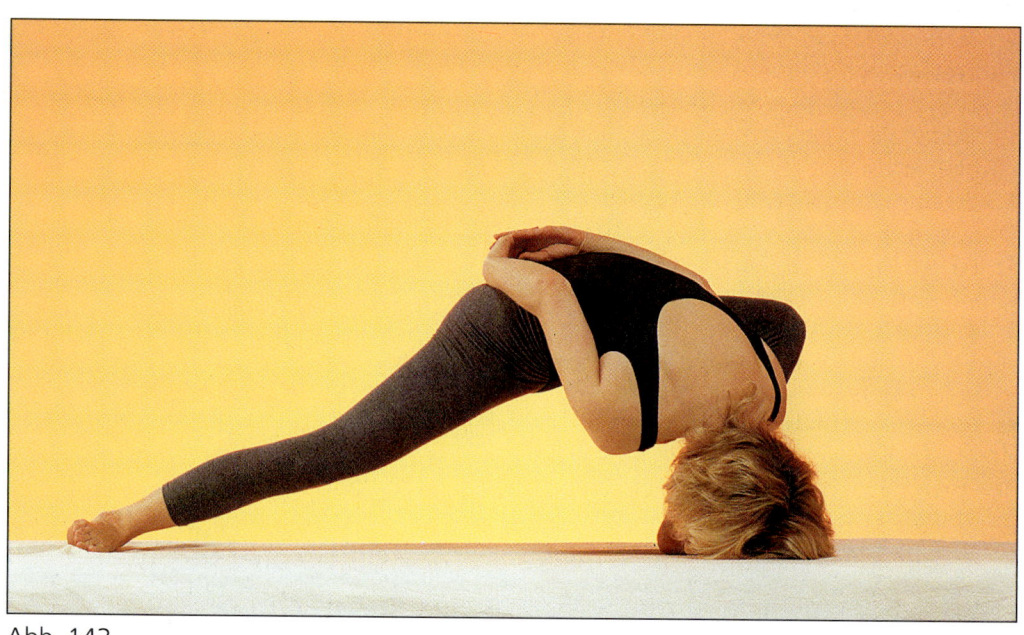

Abb. 143

Twist (Drehsitz) (Ardha Matsyendrasana) – Variationen

I. Wofür die Übung gut ist

Der Twist
- ▶ macht die Taille schlanker,
- ▶ macht die Hüftgelenke beweglich,
- ▶ massiert die inneren Organe und fördert so die Verdauung,
- ▶ lockert die Wirbelsäule, was sich positiv auf das Nervensystem auswirkt,
- ▶ renkt Wirbel ein und löst Verspannungen,
- ▶ kräftigt die Muskulatur und macht eine gute Figur.

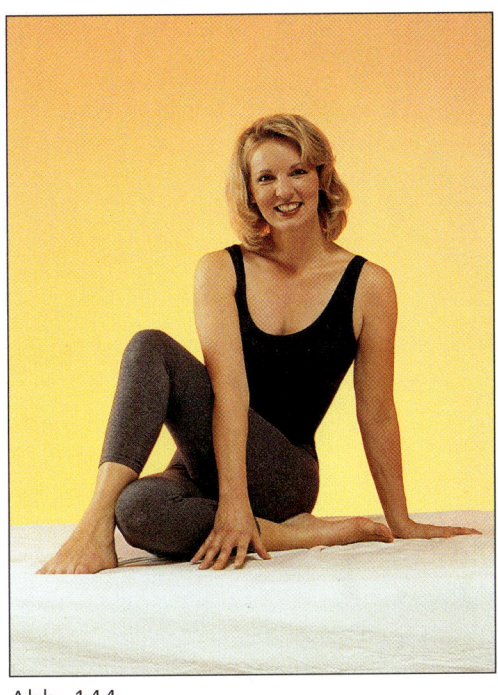

Abb. 144

II. Ausführung

Variation 1

1. Setzen Sie sich mit ausgestreckten Beinen auf den Boden.
2. Spreizen Sie die Beine, und legen Sie den rechten Fuß an den linken Oberschenkel. Drücken Sie Ihr rechtes Knie auf den Boden.
3. Beugen Sie das linke Bein, und heben Sie den linken Fuß über das abgewinkelte rechte Bein.
4. Stellen Sie den linken Fuß mit der ganzen Sohle auf den Boden, und schieben Sie ihn möglichst weit nach hinten.
5. Kippen Sie Ihr Becken nach vorne, sodass Sie auf Ihren Sitzhöckern sitzen, und stützen Sie sich dabei mit beiden Händen auf dem Boden ab, um nicht umzukippen.
6. Setzen Sie Ihre linke Hand hinter dem Rücken auf den Boden; heben Sie nun den rechten Arm, und legen Sie ihn

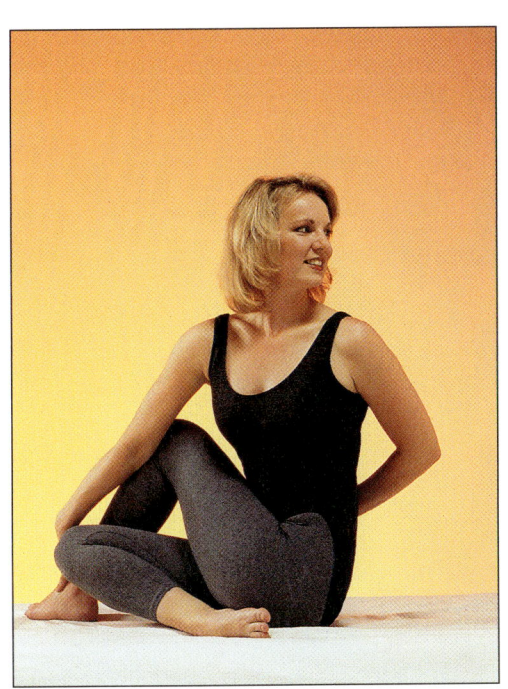

Abb. 145

zwischen Ihre Brust und das linke Bein (Abb. 144).

7. Drehen Sie Ihren Oberkörper so, dass Ihre rechte Schulter am linken Knie lehnt.

8. Ballen Sie die rechte Hand zur Faust, und führen Sie den gestreckten rechten Arm zu Ihrem rechten Knie. Das Knie sollte dabei am Boden bleiben.

9. Versuchen Sie, nach dem linken Fuß oder Knöchel zu greifen. Anfängern wird das schwer fallen; wenn Sie es nicht schaffen, ergreifen Sie stattdessen das rechte Knie.

10. Stemmen Sie nun Ihren rechten Arm gegen das linke Bein, und drehen Sie den Oberkörper nach links.

11. Beugen Sie den linken Arm, und legen Sie den Handrücken gegen Ihr Kreuz; der Daumen zeigt nach oben.

12. Drehen Sie den Kopf so weit wie möglich nach links, und schauen Sie in diese Richtung (Abb. 145).

13. Verharren Sie 10 bis 30 Sekunden. Atmen Sie dabei so normal wie möglich.

14. Lösen Sie die Stellung langsam.

15. Wiederholen Sie die Übung zur anderen Seite hin.

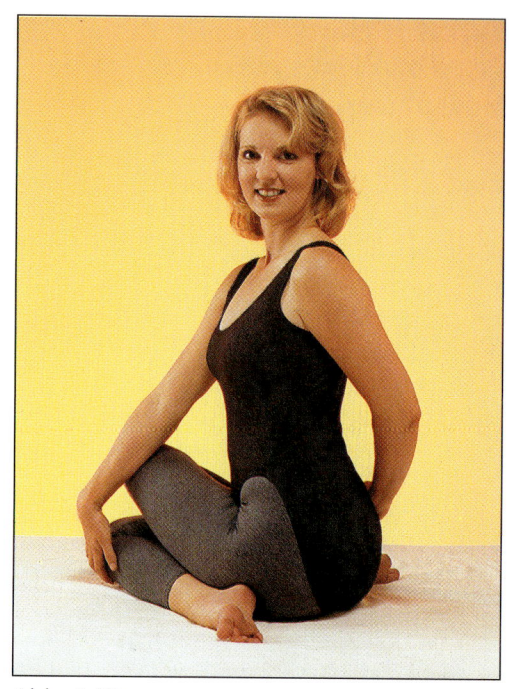

Abb. 146

Variation 2

Diese Variante stärkt das Nervensystem, kräftigt den Rücken und macht ihn elastisch.

1. bis **4.** Schritt wie oben beschrieben. Bringen Sie dabei Ihre linke Ferse möglichst nahe an die rechte Hüfte heran.

5. bis **8.** Schritt wie oben beschrieben.

9. Halten Sie sich gut an Ihrem rechten Knie fest.

10. Atmen Sie aus, und drehen Sie Ihren Oberkörper nach links. Nehmen Sie nun Ihren linken Arm hinter den Rücken (Abb. 146).

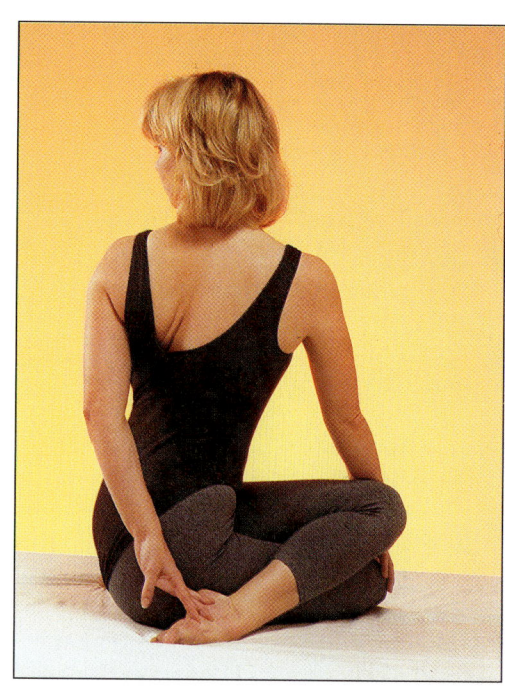

Abb. 147

11. Umfassen Sie mit der linken Hand Ihren linken Knöchel (Abb. 147). Verharren Sie 10 bis 30 Sekunden.
Wiederholen Sie die Übung zur anderen Seite.

Variation 3

Bei der folgenden Variante werden die inneren Organe massiert; sie fördert die Verdauung und die Ausscheidung von Giftstoffen.
1. Setzen Sie sich mit gestreckten Beinen auf den Boden.
2. Spreizen Sie die Beine. Winkeln Sie das rechte Bein an, und fassen Sie Ihren rechten Fuß mit beiden Händen. Schieben Sie ihn möglichst nahe an den Schritt heran, und legen Sie ihn dann auf den linken Oberschenkel.
3. bis **15.** Schritt wie oben in Variation 1 beschrieben.

Variation 4

Hilft bei Rückenschmerzen, Hexenschuss und Schmerzen in den Hüften.
1. Setzen Sie sich mit ausgestreckten Beinen auf den Boden.
2. Legen Sie den rechten Fuß an den linken Oberschenkel.
3. Stützen Sie sich mit den Händen neben den Hüften ab. Heben Sie das Gesäß an, und schieben Sie Ihren rechten Fuß darunter, sodass Sie auf Ihrem Knöchel sitzen.
4. Heben Sie den linken Fuß über das rechte Bein, und stellen Sie ihn mit der ganzen Sohle auf den Boden.
5. Atmen Sie aus, drehen Sie sich dabei nach links, führen Sie den rechten Arm um das linke Knie herum nach hinten, winkeln Sie dabei den Ellbogen an.

6. Nehmen Sie nun auch den linken Arm hinter den Rücken, und fassen Sie Ihre rechte Hand oder, wenn Sie es schaffen, das Handgelenk (Abb. 148).
7. Halten Sie die Stellung 10 bis 30 Sekunden. Wiederholen Sie die Übung zur anderen Seite.

Variation 5

1. Setzen Sie sich mit gestreckten Beinen auf den Boden.
2. Legen Sie den rechten Fuß wie beim Halben Lotussitz behutsam auf den linken Oberschenkel.
3. Beugen Sie das linke Bein, und legen Sie den linken Fuß neben Ihre linke Hüfte. Die Zehenspitzen zeigen seitlich vom Körper weg. Halten Sie Ihre Knie so nahe wie möglich beieinander.
4. Drehen Sie sich beim Ausatmen nach rechts, führen Sie den rechten Arm hinter den Rücken, und greifen Sie nach den Zehen des rechten Fußes.
5. Heben Sie den linken Arm über die Oberschenkel, und stützen Sie sich mit der linken Hand, den Unterarm gegen den rechten Oberschenkel gestemmt, so ab, dass die Fingerspitzen nach links zeigen.
6. Drehen Sie den Oberkörper nach rechts, halten Sie Ihren Fuß gut fest, und verharren Sie 10 bis 30 Sekunden. Wiederholen Sie die Drehung andersherum.

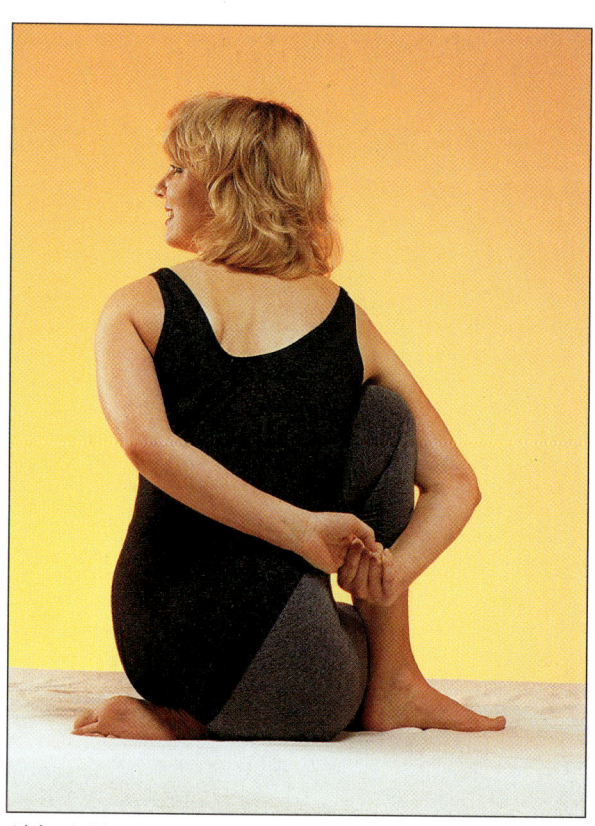

Abb. 148

III. So ist es richtig

Kippen Sie Ihr Becken beim Sitzen etwas nach vorne, und sitzen Sie auf Ihren Sitzhöckern.

Halten Sie Ihren Arm gerade, wenn Sie die Schulter gegen das Knie lehnen.

Schieben Sie Ihre Schulter bzw. den Oberarm vor das Knie, damit Sie den Arm möglichst weit herumlegen können.

Richten Sie Ihre Wirbelsäule auf, und „wachsen" Sie nach oben.

Zwingen Sie Ihrem Körper, vor allem den Knien, keine Position auf, die Sie nicht mühelos einnehmen können.

Atmen Sie aus, und drehen Sie Ihren Oberkörper so weit wie möglich. Setzen Sie erst dann Ihren Arm als Hebel ein. Atmen Sie ein paar Mal durch, und führen Sie die Drehung danach weiter aus, wie in der Übung beschrieben.

Anfangs sieht der Twist sehr schwierig aus. Eine Abbildung hilft hier mehr als tausend beschreibende Worte. Wenn man das Prinzip erst einmal verstanden hat, wird man diese Haltung als sehr angenehm empfinden, weil sie die Muskulatur von Kopf bis Fuß dehnt. Die Drehung sorgt für eine tüchtige Massage der inneren Organe und unterstützt die Funktion der Nieren; zugleich wird die Durchblutung des gesamten Bauchraums verbessert. Der Twist ist auch bei arthritischen Erkrankungen gut für Schultern, Rücken und Hüften. Also: Let's twist again.

Atemübungen

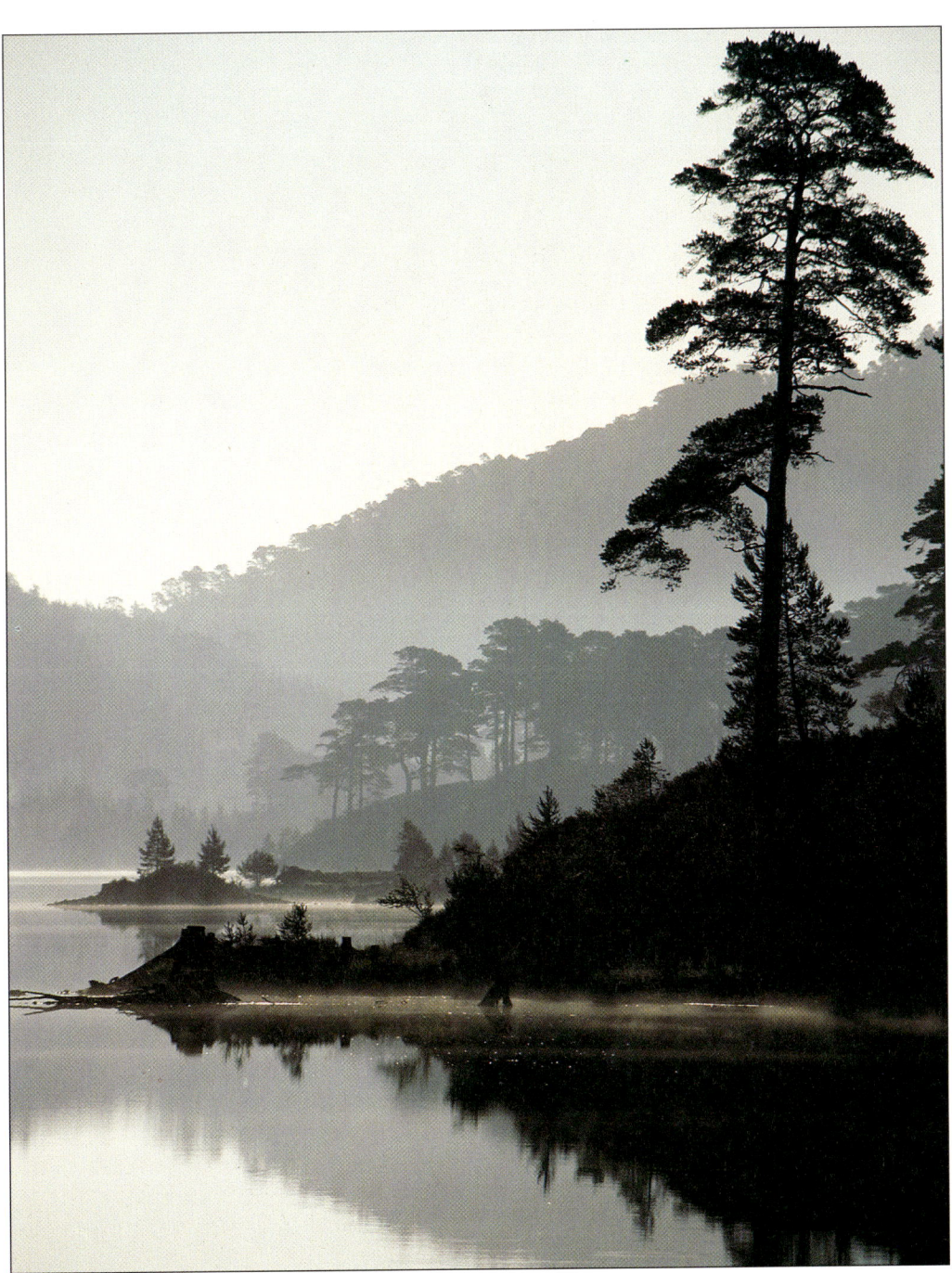

Einführung

Wir Menschen können länger als einen Monat ohne Nahrung auskommen; ohne Sauerstoff jedoch überleben wir nur etwa vier Minuten. Trotzdem schenken wir dieser lebenswichtigen Energiequelle im Allgemeinen wenig Beachtung. Sauerstoff beeinflusst unsere Gefühle, hilft bei der Verdauung, repariert Zellschäden und befreit den Körper von Abfallstoffen. Die meisten Menschen nutzen nur ein Fünftel Ihrer Lungenkapazität, weil sie zu flach atmen. Wie ein Blasebalg weitet und kontrahiert sich die Lunge bis zu zwanzigmal in der Minute. Der Muskel, der die Lungentätigkeit kontrolliert, ist das Zwerchfell. Es ist kuppelförmig nach oben gewölbt. Wenn wir einatmen, flacht es sich ab, und die Lunge kann sich ausweiten. Gleichzeitig dehnt die Zwischenrippenmuskulatur den Brustkorb, sodass Luft in die birnenförmigen Lungenflügel einströmen kann. Damit sich das Zwerchfell abflacht, muss man beim Einatmen den Bauch herausstrecken. Die meisten Menschen machen es jedoch genau umgekehrt: sie ziehen den Bauch ein.

Für unser der westlichen Lebensweise angepasstes Yoga-Programm reicht es aus, täglich etwa zehn Minuten Atemübungen zu machen, am besten im Freien. Dabei sind einige Grundregeln zu beachten: Atmen Sie immer durch die Nase. Dort wird die Atemluft erwärmt, befeuchtet und von Verunreinigungen befreit. Die Yogis glauben, dass in der Nase das Prana – das ist die Energie, die wir mit dem Atem aufnehmen – vom Sauerstoff geschieden wird. Richten Sie Ihren Körper beim Üben auf und versuchen Sie, möglichst lautlos zu atmen. Beim Einatmen müssen Sie den Bauch herausstrecken und ihn beim Ausatmen einziehen. Wenn Sie diese Regeln befolgen, werden Sie nach dem Üben von Energie, Ruhe und geistigem Frieden erfüllt sein.

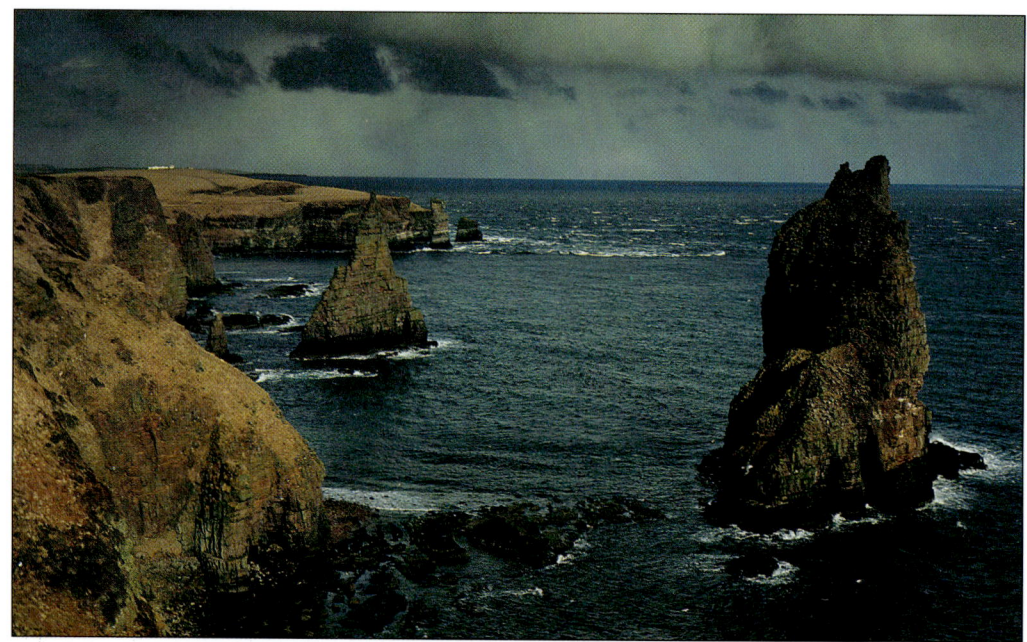

Wechselseitige Nasenatmung

I. Wofür die Übung gut ist

Die Wechselseitige Nasenatmung
- beruhigt das Nervensystem,
- hilft gegen Schlaflosigkeit,
- entspannt und erfrischt den Körper,
- reinigt das Blut und durchlüftet die Lunge,
- lindert Kopfschmerzen,
- fördert die Verdauung und wirkt appetitanregend,
- hilft gegen Angstzustände und Depressionen.

II. Ausführung

1. Setzen Sie sich mit gekreuzten Beinen bequem hin. Halten Sie Ihren Rücken ganz gerade.
2. Heben Sie die rechte Hand, und verschließen Sie mit dem Ringfinger Ihr linkes Nasenloch.
3. Atmen Sie tief und langsam durch das rechte Nasenloch ein, bis Sie im Sekundenrhythmus auf 4 gezählt haben.
4. Verschließen Sie nun auch noch das rechte Nasenloch mit dem Daumen, und halten Sie den Atem 1 bis 4 Sekunden lang an.
5. Öffnen Sie das linke Nasenloch, und atmen Sie 4 bis 8 Sekunden lang aus. Je länger Sie die Ausatmung ausdehnen können, desto besser. Konzentrieren Sie sich darauf, dass Ihre Lunge vollständig leer wird.
6. Atmen Sie nun durch dasselbe linke Nasenloch wiederum 4 Sekunden lang ein.
7. Verschließen Sie es mit dem Ringfinger, und halten Sie den Atem 1 bis 4 Sekunden an.
8. Atmen Sie durch das rechte Nasenloch 4 bis 8 Sekunden lang aus. Nun ist der Atemzyklus abgeschlossen.
9. Wiederholen Sie diesen Zyklus der Wechselseitigen Nasenatmung noch fünfmal. Üben Sie bis zu 10 Minuten lang, wenn Sie unter Schlaflosigkeit leiden.
10. Versuchen Sie es zunächst mit einem Rhythmus von 4 : 4 : 8, dann 8 : 4 : 8, und steigern Sie sich langsam, über einen Zeitraum von einigen Monaten, auf 8 : 8 : 8.

III. So ist es richtig

Zwingen Sie sich nicht, den Atem lange anzuhalten oder den Rhythmus zu steigern, wenn es Ihnen unangenehm ist.
Atmen Sie ruhig, langsam und möglichst lautlos.
Wenden Sie die Wechselseitige Nasenatmung an, wenn Sie nervös, aufgeregt oder gereizt sind und Beruhigung brauchen.

Diese besondere Atemtechnik ist außerordentlich wichtig. Körper und Geist stehen in ständiger Wechselbeziehung. Dieser gegenseitige Einfluss geht viel weiter, als die Medizin lange Zeit wahrhaben wollte. Die Wechselseitige Nasenatmung hat eine unvergleichlich beruhigende Wirkung.

Reinigungsatmung

I. Wofür die Übung gut ist

Die Reinigungsatmung
- reinigt Lunge, Nebenhöhlen und Atemwege,
- hilft bei Erkältungen,
- stärkt das Nervensystem,
- kräftigt Lunge, Brustkorb und Bauch,
- reinigt das Blut und macht einen klaren Kopf,
- fördert die Verdauung,
- regt Leber, Milz und Bauchspeicheldrüse an.

II. Ausführung

1. Setzen Sie sich mit gekreuzten Beinen bequem auf den Boden, oder setzen Sie sich auf einen Stuhl. Halten Sie Ihren Rücken vollkommen gerade.
2. Atmen Sie tief ein, strecken Sie den Bauch heraus, und nehmen Sie dabei so viel Luft auf, wie es innerhalb einer Sekunde möglich ist.
3. Ziehen Sie den Bauch dann heftig und ruckartig ein, sodass die Luft durch die Nase entweicht. Es sollte sich so anfühlen, als hätte jemand Sie in den Bauch geboxt.
4. Atmen Sie ein: Strecken Sie den Bauch heraus, und lassen Sie einfach Luft in das Vakuum, das durch die Ausatmung entstanden ist, hineinströmen.
5. Dieser Atemzyklus sollte nicht mehr als anderthalb Sekunden dauern. Atmen Sie kräftig und deutlich hörbar ein und aus.
6. Wiederholen Sie die Übung zehnmal, üben Sie anschließend die Tiefatmung und lassen Sie weitere 10 Durchgänge der Reinigungsatmung folgen.

III. So ist es richtig

Strecken Sie den Bauch bei der Einatmung heraus, so weit Sie können.
Atmen Sie nicht willentlich aus, sondern lassen Sie Ihren Atem der Bewegung Ihres Bauches folgen.

Die Reinigungsatmung macht Ihnen den Kopf frei und klar. Sie ist eine gute Vorbereitung auf Aufgaben, die Ihre volle Energie und Aufmerksamkeit erfordern.

Tiefatmung

I. Wofür die Übung gut ist

Die Tiefatmung
- versorgt Sie mit neuer Energie,
- reinigt das Blut und reichert es an,
- entwickelt Brust und Zwerchfell,
- kräftigt Lungen, Brustkorb und Bauch,
- stärkt die Widerstandskraft gegen Erkältungen,
- beruhigt das Nervensystem,
- fördert die Verdauung,
- beseitigt Antriebslosigkeit,
- hellt depressive Verstimmungen auf.

II. Ausführung

1. Setzen Sie sich mit gekreuzten Beinen bequem auf den Boden, oder setzen Sie sich auf einen Stuhl.
2. Machen Sie Ihren Rücken gerade; dadurch wird der Brustkorb aufgerichtet, und Sie können leichter atmen.
3. Atmen Sie ganz langsam, tief und bewusst durch die Nase ein.
4. Nehmen Sie sich 5 Sekunden Zeit, um die untere Lungenhälfte mit Luft zu füllen. Dehnen Sie dazu die Rippen und den Bauch weit aus.
5. Konzentrieren Sie sich in den folgenden 5 Sekunden darauf, die obere Hälfte der Lunge mit Luft zu füllen. Dabei dehnt sich die Brust, und der Bauch wird leicht angespannt.
6. Halten Sie den Atem 1 bis 5 Sekunden an.
7. Atmen Sie langsam aus, bis Ihre Lunge ganz leer ist.
8. Wiederholen Sie den ganzen Atemzyklus vier- bis fünfmal.

III. So ist es richtig

Üben Sie so, dass Ihr Bauch sich in einem gleichmäßigen Rhythmus hebt und senkt. Wenn Sie das tiefe Atmen beherrschen, dann versuchen Sie, lautlos zu atmen.
Sinken Sie nicht in sich zusammen. Ihr Brustkorb muss aufrecht bleiben, damit er sich beim Atmen weit ausdehnen kann. Konzentrieren Sie sich ganz auf Ihren Atem. Sie können dabei die Augen schließen. Dadurch wird sich Ihre Atemtechnik verbessern, und es bereitet zugleich auf die Meditation vor.
Strecken Sie den Bauch weit heraus, wenn Sie einatmen, und ziehen Sie ihn beim Ausatmen tief ein.
Wenn Sie ausgeatmet haben, schnaufen Sie noch einmal kurz aus, um Ihre Lunge gründlich von verbrauchter Luft zu befreien.

Sauerstoff ist der Stoff, den wir zum Leben am notwendigsten brauchen. Viele Menschen haben die Angewohnheit, flach zu atmen. Das ist genauso schädlich für die Gesundheit wie zu schnelles Essen und Hinunterschlingen der Nahrung. Regelmäßiges Tiefatmen schenkt Ihnen neue Vitalität und befreit von chronischer Müdigkeit. So beugen Sie Atemwegserkrankungen vor und tun etwas für Ihre Verdauung. Zugleich gewinnen Sie eine positivere Lebenseinstellung und verbessern Ihren Gesundheitszustand insgesamt.

Verdauungszyklus

Fördert die Verdauung

1. Setzen Sie sich mit gekreuzten Beinen bequem auf den Boden; die Hände ruhen auf den Knien.
2. Beschreiben Sie nun mit Ihrem Oberkörper einen Kreis im Uhrzeigersinn, indem Sie sich
3. ausatmend zurücklehnen und den Bauch einziehen.
4. Einatmend kommen Sie dann nach vorne und strecken dabei den Bauch heraus.
5. Wiederholen Sie diese kreisende Bewegung viermal, danach das Gleiche gegen den Uhrzeigersinn. Die Übungsfolge ist: vorwärtsbeugen – einatmen – Bauch herausstrecken; zurücklehnen – ausatmen – Bauch einziehen.

Der Verdauungszyklus ist eine einfache, aber wirkungsvolle Yogaübung für Anfänger und zugleich eine gute Atemübung. Üben Sie nicht mit vollem Magen. Während der Menstruation, wenn Sie schwanger sind oder unter Magengeschwüren leiden, sollten Sie diese Übung ebenfalls auslassen.

Summender Atem

Hilft gegen Schlaflosigkeit

1. Üben Sie die Tiefatmung.
2. Beim zweiten Durchgang atmen Sie mit einem leisen Summton aus.
3. Wiederholen Sie die Summende Atmung drei- bis zehnmal.
4. Üben Sie anschließend den Schwamm.
5. Wenn Sie nicht einschlafen können, sollten Sie diese Atemtechnik nach dem Zubettgehen ausprobieren.

Atmung mit erhobenen Beinen

Hilft bei Atembeschwerden

1. Legen Sie sich vor einer Wand auf den Rücken. Heben Sie Ihre Beine, und schieben Sie Gesäß und Beine ganz dicht an die Wand heran. Kreuzen Sie die Füße, wenn Sie es als angenehm empfinden.
2. Strecken Sie Ihre Arme über dem Kopf aus, legen Sie sie auf dem Boden ab, die Handflächen zeigen nach oben.
3. Üben Sie in dieser Haltung 3 Tiefatmungszyklen; steigern Sie sich nach und nach bis auf 10.

Gegen müde Füße hilft die folgende Variante:
Legen Sie sich wie im 1. Schritt beschrieben auf den Boden. Stellen Sie sich beim Einatmen vor, Sie würden Ihre Füße in einen roten heißen Fluss eintauchen, und beim Ausatmen, Sie hielten sie in einen kühlen grünen See.

Wenn Sie Probleme mit den Nebenhöhlen haben, bringt die folgende Übung Erleichterung:
Legen Sie sich rücklings quer auf Ihr Bett. Lassen Sie den Kopf über die Bettkante hängen. Verschließen Sie ein Nasenloch, und atmen Sie mehrmals tief ein und aus. Wiederholen Sie den Vorgang mit dem anderen Nasenloch. Atmen Sie dann wieder normal.

Rhythmische Atmung

Wofür die Übung gut ist

Die Rhythmische Atmung
▶ wirkt beruhigend bei Depressionen und Angstzuständen,
▶ bringt neue Energie,
▶ trägt zur inneren Zufriedenheit bei.

1. Setzen Sie sich mit gekreuzten Beinen in eine bequeme Position. Richten Sie Ihre Wirbelsäule auf.
2. Ertasten Sie mit Zeige- und Mittelfinger Ihren Puls am Handgelenk oder an der Schläfe.
3. Zählen Sie nun im Rhythmus Ihres Pulsschlags im Kopf mit.
4. Wenn Sie den Rhythmus aufgenommen haben, nehmen Sie die Finger vom Handgelenk weg, und beginnen Sie im Takt Ihres Pulses wie bei der Tiefatmung zu atmen: Atmen Sie ein, so lange Sie können: entweder auf 1, 2, 3 oder 1, 2, 3, 4 oder 1, 2, 3, 4, 5 usw. Anfänger sollten dabei höchstens bis 8 zählen, sehr fortgeschrittene Schüler bis 16. Halten Sie den Atem halb so lange an, wie Sie eingeatmet haben. Atmen Sie dann im Tempo der Einatmung wieder aus, beispielsweise: 1, 2, 3, 4 – einatmen; 1, 2 – halten; 1, 2, 3, 4 – ausatmen.
5. Wiederholen Sie diesen Zyklus anfangs drei- bis viermal, machen Sie danach eine Pause.
6. Steigern Sie die Zahl der Atemzyklen, sobald Sie etwas geübter sind, pro Woche um einen, bis Sie bei 10 Minuten Übungsdauer angelangt sind.

Auch hier ist wichtig: Erzwingen Sie nichts! Wenn Sie unter Herzbeschwerden, hohem Blutdruck oder Netzhautablösung leiden, dürfen Sie den Atem nicht anhalten.

Atmung beim Gehen

Diese Atemtechnik gehört zur selben Kategorie wie die Rhythmische Atmung. Nutzen Sie jeden Aufenthalt an der frischen Luft zum Üben: wenn Sie einkaufen, den Hund ausführen oder Fahrrad fahren. Üben Sie außerdem beim Treppensteigen oder gehen Sie einfach auf der Stelle. Passen Sie Ihren Atemrhythmus Ihren Schritten an: Einatmen – 1, 2, 3, 4 ...; anhalten – 1, 2; ausatmen – 1, 2, 3, 4 ...Gewöhnen Sie sich an diese Übung wie ans Zähneputzen, und Sie werden belohnt mit neuer Energie, Gelassenheit, einer guten Verdauung sowie einer deutlich gestärkten Abwehr gegen Infektionen.

Schmerzen wegatmen

1. Legen Sie sich auf den Rücken; atmen Sie tief und regelmäßig.
2. Stellen Sie Ihre Gedanken positiv darauf ein, den Schmerz wegzuatmen.
3. Richten Sie nun Ihre ganze Lebenskraft und die Energie, die Sie mit jedem Atemzug aufnehmen, auf Ihre Schmerzen (beispielsweise bei Kopf-, Zahn-, Rücken-, Menstruationsschmerzen), und stellen Sie sich ganz intensiv vor, wie Sie sie mit jeder Ausatmung ein Stück mehr ausstoßen.
4. Es hat sich als hilfreich erwiesen, vor dem Üben ein halbes Glas kaltes Wasser zu trinken.

Sinnenverschluss

I. Wofür die Übung gut ist

Der Sinnenverschluss
- macht innerlich ruhig,
- fördert die Konzentration,
- wirkt ausgleichend bei Depressions-, Spannungs- und Angstzuständen,
- beseitigt Schlaflosigkeit.

II. Ausführung

1. Setzen Sie sich mit gekreuzten Beinen bequem hin, und richten Sie ihre Wirbelsäule auf.
2. Heben Sie die angewinkelten Arme, bis sich Ihre Ellbogen in Schulterhöhe befinden. Legen Sie Ihre Fingerspitzen neben die Nase.
3. Schließen Sie die Augen, schauen Sie nach oben, und legen Sie Zeige- und Mittelfinger auf die Augenlider.
4. Die Ringfinger drücken ganz sacht gegen die Nasenflügel, sodass sich die Nasenlöcher von einer runden zu einer ovalen Öffnung verformen. Die kleinen Finger liegen etwas unterhalb der Nase.
5. Legen Sie nun die Daumen an die Öffnung der Ohren und üben Sie mit den Fingern sanften Druck auf Augen und Ohren aus.
6. Atmen Sie normal, und richten Sie Ihre Aufmerksamkeit ganz auf das tiefe Ausfließen und Einströmen Ihres Atems. Denken Sie an nichts anderes.
7. Beginnen Sie mit nur 3 bis 4 Atemzügen; steigern Sie sich um jeweils einen Atemzug pro Woche, bis Sie bei 5 bis 10 Minuten Übungsdauer angelangt sind.

Der Sinnenverschluss schlägt eine Brücke zwischen Hatha-Yoga und Meditation. Er beruhigt den Geist und wendet den Blick nach innen, denn nur dort können wir Frieden finden. Unsere Sinne halten uns im Dunkeln gefangen, denn Sie zwingen uns immer wieder, ihre Bedürfnisse zu befriedigen.

Spirituelle Erleuchtung erreichen wir aber nur, wenn wir uns von jeglichem Verlangen freigemacht haben. Wer sich intensiver mit Yoga befassen möchte, sollte sich auch mit suggestiven Atemübungen und Asanas vertraut machen. Mit diesen überaus wirkungsvollen Übungen kann man sein Prana oder seine Lebensenergie bewusst lenken und einsetzen.

Es ist nicht nur möglich, Müdigkeit wegzuatmen, sondern auch Schmerzen. Ihr ganzer Körper wird erfüllt mit Energie und Freude an gesundem, bewusstem Leben. Sie können sich reinigen, abkühlen, aufwärmen oder beruhigen. Diese Übungen ermöglichen es Ihnen, aus Sonne, Luft, Wasser und Erde Lebenskraft zu extrahieren, und sie jedem beliebigen Körperteil, aber auch einem anderen Menschen, der die heilende Kraft benötigt, zuzuführen. Das alles geschieht durch solche Atemübungen.

Das notwendige Wissen kann allerdings nur ein Lehrer vermitteln, weshalb wir hier auf ihre Beschreibung verzichten müssen. Einen kleinen Anfang können Sie allerdings mit der Atmung gegen Schmerzen (siehe Seite 133 Schmerzen wegatmen) machen.

Übungsprogramme

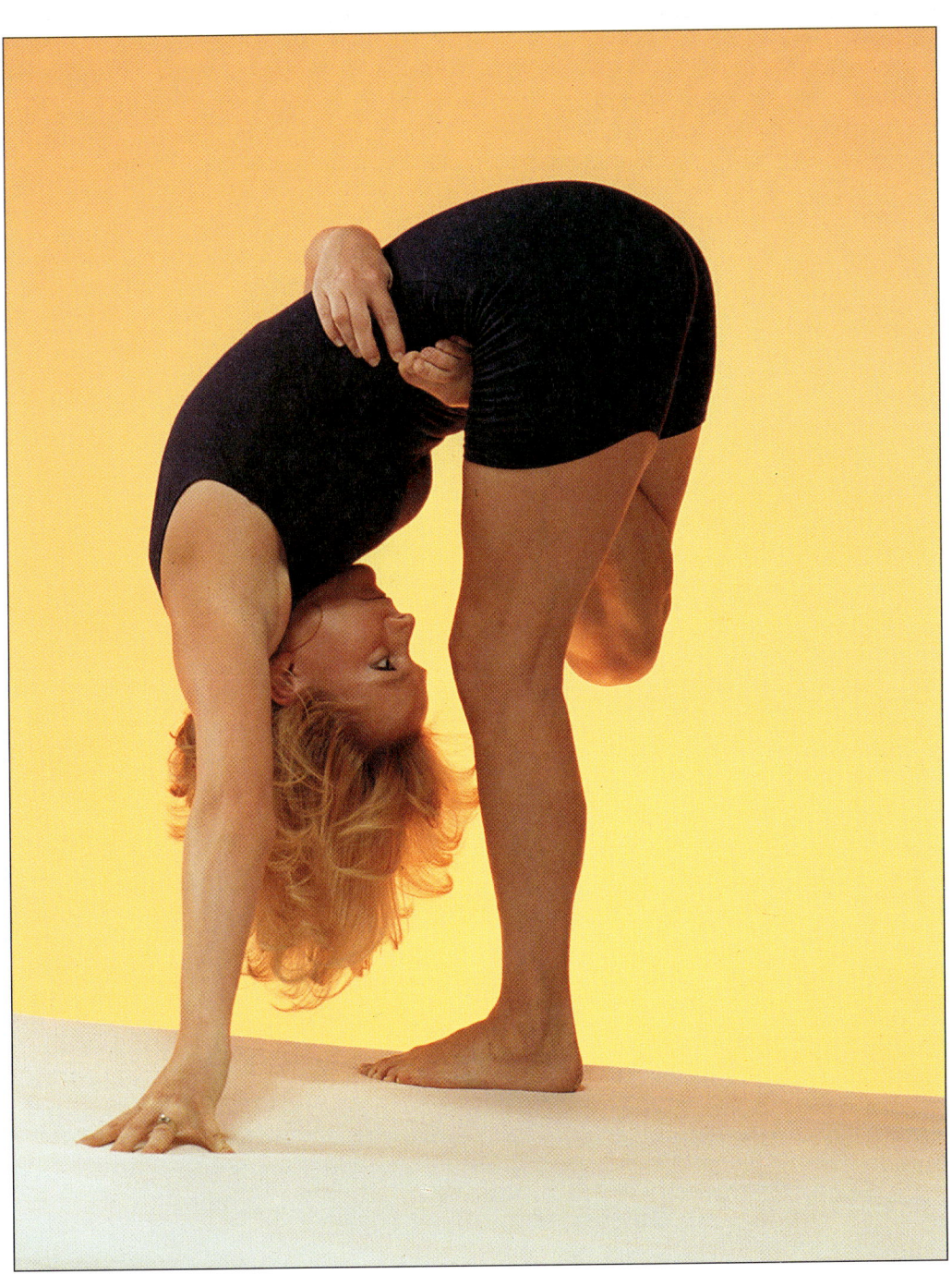

Allgemeines

Beginnen Sie gleich morgens beim Aufstehen mit Ihrem Programm:

1. Strecken und räkeln Sie sich; leisten Sie sich diesen Luxus noch im Bett.
2. Üben Sie den Baucheinzieher, und trinken Sie zuvor ein Glas Wasser mit Zitronensaft.
3. Machen Sie etwa 10 Minuten lang am geöffneten Fenster Atemübungen.

Reservieren Sie sich in Ihrem Tagesablauf eine Zeit, in der Sie ungestört üben können. Ihr Übungsprogramm sollte sich folgendermaßen zusammensetzen:

1. Aufwärmübungen,
2. Umkehrübungen (Kopfstand, Kerze),
3. Übungen für den Nacken und Augenübungen,
4. Streckungen,
5. Gleichgewichtshaltungen,
6. Entspannung, Meditation.

Über die Reihenfolge der einzelnen Übungsarten gibt es unterschiedliche Auffassungen; bei dem Übungsablauf, den ich hier vorschlage, handelt es sich jedoch um ein allgemein anerkanntes Programm.

Wenn es Ihnen angenehmer ist oder effektiver erscheint, können Sie nach jeder Übungsart eine Entspannungsphase einschieben. Achten Sie darauf, dass Sie nach jeder Vorwärtsbeugung zum Ausgleich eine Haltung üben, bei der Sie sich nach hinten beugen müssen. Gestalten Sie Ihr Übungsprogramm möglichst abwechslungsreich; das folgende Drei-Tage-Programm ist als Orientierungshilfe gedacht. Stellen Sie sich Ihren Übungsplan nach Ihren besonderen Bedürfnissen zusammen. Üben Sie, solange Sie Lust oder Zeit haben; entscheidend ist nicht, wie lange Sie üben, sondern, dass Sie es täglich tun. Wie oft Sie eine Übung wiederholen müssen, richtet sich danach, wie lange Sie die Endstellung jeweils halten können. Fortgeschrittene, die es schaffen, 30 bis 60 Sekunden in einer Haltung zu verharren, brauchen diese nur einmal auszuführen. Wenn Sie üben, sollten Sie immer normal weiteratmen und nicht die Luft anhalten. Folgen Sie dem angegebenen Atemrhythmus; nur so kann die Übung wirkungsvoll ausgeführt werden. Legen Sie zwischen den einzelnen Schritten Ihres Übungsprogramms Ruhephasen ein.

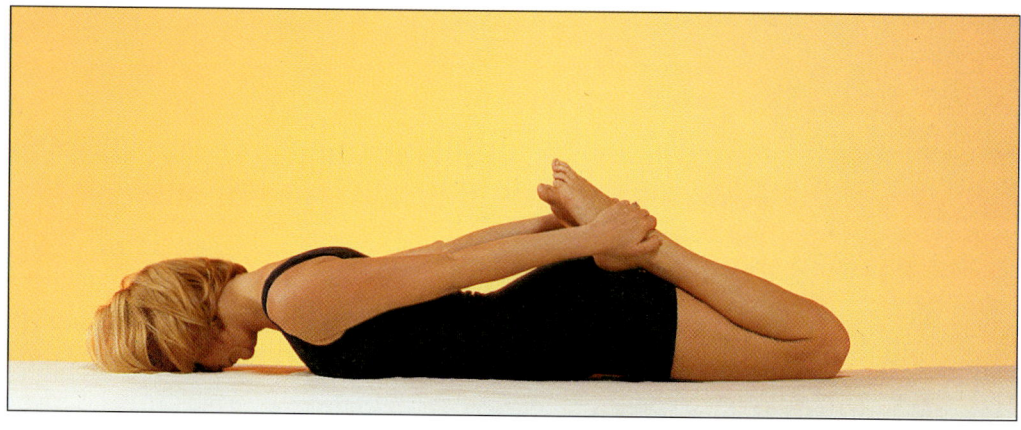

Drei-Tage-Programm

Dieses Programm sieht für Anfänger gewiss sehr anspruchsvoll aus, doch diejenigen, die sich schon länger mit Yoga beschäftigen, werden es zu schätzen wissen. Die angegebene Haltedauer ist nur als Anhaltspunkt gedacht. Jeder sollte sie seinem individuellen Leistungsvermögen anpassen. Achten Sie immer genau auf Ihren Atemrhythmus. Im Laufe der Zeit werden Sie es genießen, wie beim Üben nach einem aufreibenden Tag alles Unangenehme von Ihnen abfällt.

1. Tag

Kopfstand	10 Min.
Kerze	10 Min.
Pflug	5 Min.
Spinne	30 Sek.
Stab	1 Min.
Rumpfbeuge im Sitzen	1 Min.
Marichis Haltung	30 Sek.
Twist (Drehsitz)	30 Sek.
Sinnenverschluss oder Verdauungszyklus (Atemübungen)	1 Min.
Bogenschütze	20-30 Sek.
Fisch	20-30 Sek.
Bogen	30 Sek.
Kobra auf Zehenspitzen	20-30 Sek.
Hundestreckung	1 Min.
Rumpfbeuge im Stehen	1-2 Min.
Wechselseitige Nasenatmung	
Tiefatmung	

2. Tag

Kopfstand mit einer Drehung	20 Sek.
Kopfstand mit nach hinten gesenktem Bein	15 Sek.
Kopfstand, Beine in Lotusposition	20 Sek.
Kopfstand, Beine in Lotusposition und an die Brust herangezogen	30 Sek.
Kerze mit nach oben zeigenden Handflächen	30 Sek.
Kerze mit ausgestreckten Armen	30 Sek.
Kerze mit den Händen auf den Oberschenkeln	30 Sek.
Pflug, Variation Ohr-Knie-Stellung	30 Sek.
Kerze mit seitlich abgesenktem Bein	30 Sek.
Kerze mit nach vorne gesenktem Bein	20 Sek.
Kerze, Beine in Lotusposition	20 Sek.
Spagat	15 Sek.
Gespreizte Beinstreckung im Stehen	20 Sek.
Marichis Haltung	20 Sek.
Rad	20 Sek.
Gespreizter Pflug	20 Sek.
Seitlicher Pflug	20 Sek.
Seitliche Beinhebung	15 Sek.
Rumpfverschluss	15 Sek.
Rumpfbeuge im Sitzen	2 Min.
Marichis Haltung (Armposition entgegengesetzt)	30 Sek.
Twist (Drehsitz)	30 Sek.
Rumpfbeuge mit gekreuzten Beinen	2 Min.
Wechselseitige Nasenatmung	8 Min.

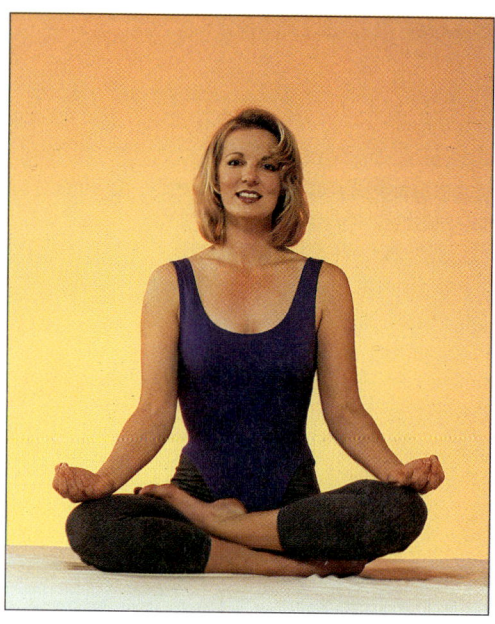

Yoga für Kinder

1. Aufwärmen
2. Kerze mit allen Variationen
3. Lotus-Haltungen
4. Rad
5. Vorwärtsbeugungen
6. Schlafende Schildkröte
7. Fisch (auch mit Beinen in Lotus-Haltung)
8. Krähe
9. Pflug mit Rolle rückwärts
10. Gleichgewichtshaltungen
11. Adler
12. Spinne
13. Liegender Held (Variation)
14. Spagat
15. Fisch
16. Kobra (Variation)
17. Hundestreckung

Es gibt zahllose Übungen, die für Kinder interessant sind. Ich bin sicher, Ihnen werden selbst noch weitere einfallen. Kindern sollte man Yoga spielerisch vermitteln – es ist wichtig, ihnen alles anschaulich vorzumachen. Im Übungsablauf sollten sich aktive und statische Haltungen abwechseln. Kinder sind viel gelenkiger als Erwachsene. Selbst wenn sie anfangs ziemlich steif sind, werden sie rasch lockerer und beweglicher. Der Pflug lässt sich mit einer Rolle rückwärts kombinieren, wenn Sie im Pflug die Hände oberhalb der Schultern auf den Boden setzen (die Fingerspitzen zeigen zu den Schultern) und sich mit beiden Händen sachte und gleichmäßig abstoßen.

3. Tag

Arm- und Beinstreckung	30 Sek.
Gespreizte Beinstreckung im Stehen	30 Sek.
Rumpfbeuge im Stehen	30 Sek.
Rumpfbeuge im Stehen, Hände unter den Zehen	30 Sek.
Pferd	15 Sek.
Ohr-zum-Knie-Haltung	15 Sek.
Adler	15 Sek.
Kobra	20-30 Sek.
Liegender Held	30-40 Sek.
Liegender Held in Fischhaltung	30-40 Sek.
Lotus	30 Sek.
Liegestütz, Beine in Lotusposition	30 Sek.
Fisch	30 Sek.
Haltungsgriff	15 Sek.
Rumpfbeuge im Sitzen	3-5 Min.

Yoga über 40

1. Rumpfbeuge mit gekreuzten Beinen oder Wechselseitige Nasenatmung
2. Arm- und Beinstreckung
3. Kniepresse
4. Ruhestellung (= Kerze, weitere Variationen, Nr. 5)
5. Kobra
6. Gespreizter Pflug
7. Twist (Drehsitz)

Vielleicht kommt Ihnen dieses Programm auf den ersten Blick kompliziert vor; ich habe jedoch die Erfahrung gemacht, dass die Übungen die Muskulatur erstaunlich schnell lockern, wenn man erst einmal die Angst, sich zu verletzen, überwunden hat. Beginnen Sie ganz langsam, halten Sie die Endstellung nur kurz, und vermeiden Sie falschen Ehrgeiz. Im Laufe der Jahre nehmen unsere schlechten Gewohnheiten zu: sei es beim Essen, sei es, dass unsere Körperhaltung nachlässig wird.

Yoga für Männer

1. Reinigungsatmung
2. Pfau
3. Liegestütz
4. Gespreizte Beinstreckung
5. Heuschrecke
6. Spinne
7. Tiefer Ausfallschritt
8. Stab
9. Krähe

Diese Übungen sind besonders für Männer geeignet, weil sie die Muskulatur aufbauen und sich außerdem günstig auf die Prostata auswirken.
An sich gibt es beim Yoga keine speziellen Frauen- oder Männer-Übungen. Yoga dient allgemein der inneren und damit auch der äußerlichen Gesundheit; alle Haltungen wirken wohltuend, unabhängig vom Geschlecht des Übenden. Trotzdem gilt beispielsweise der Pfau als besonders männlich.

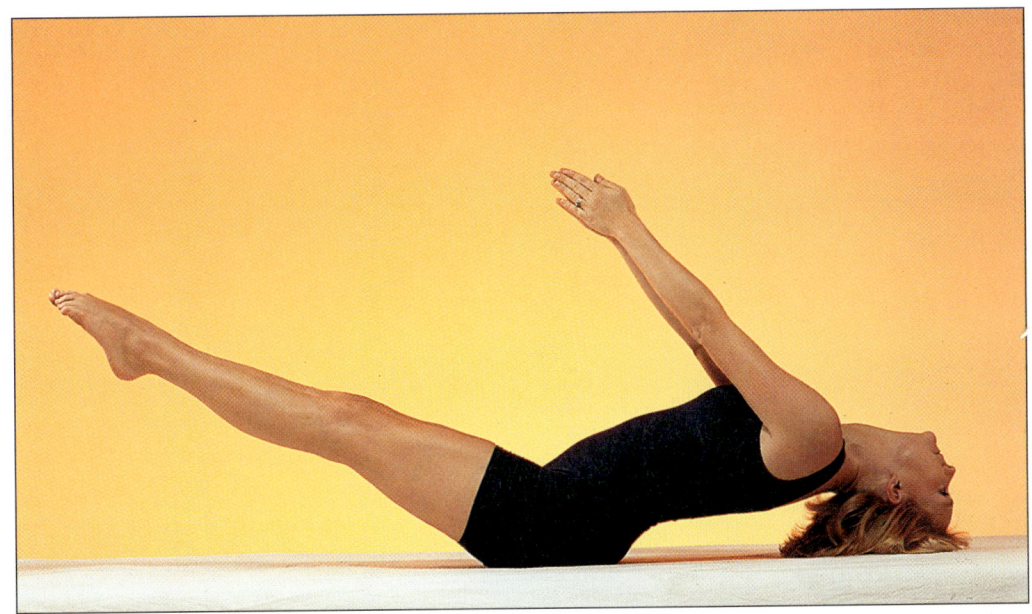

Yoga für spezielle Körperteile

Arme und Handgelenke:
Arm- und Beinstreckung, Bogen, Bogenschütze, Hahn, Kobra (Variation), Krähe, Liegestütz, Pfau, Schiefe Ebene, Seitliche Beinhebung

Augen:
Kerze, Kopfstand

Bauch:
Arm- und Beinstreckung, Bogen, Gruß an die Sonne, Hahn, Heuschrecke, Hundestreckung, Kopfstand, Krähe, Liegestütz, Lotussitz, Ohr-zum-Knie-Haltung, Pfau, Pflug, Rumpfbeuge im Sitzen und im Stehen, Rumpfverschluss, Schildkröte, Skorpion, Tiefer Ausfallschritt

Beckenregion:
Heuschrecke, Kobra, Liegender Held, Ohr-zum-Knie-Haltung, Seitliche Beinhebung

Beine:
Adler, Arm- und Beinstreckung, Bogen, Bogenschütze, Frosch, Gespreizte Beinstreckung im Stehen, Hundestreckung, Liegender Held, Ohr-zum-Knie-Haltung, Perfekter Sitz (Lotus – Variation 2), Rumpfbeuge im Sitzen, Schildkröte, Seitliche Beinhebung, Spagat, Tiefer Ausfallschritt

Brust:
Arm- und Beinstreckung, Bogen, Dreieckshaltungen, Fisch, Gruß an die Sonne, Kobra, Krähe, Liegestütz, Pflug, Rad, Rumpfbeuge im Stehen, Schiefe Ebene

Durchblutung:
Gespreizte Beinstreckung im Stehen, Gruß an die Sonne, Marichis Haltung, Hundestreckung, Kerze, Kopfstand, Pfau, Rad, Rumpfbeuge im Stehen, Skorpion, Spinne, Tiefer Ausfallschritt

Füße:
Frosch, Liegender Held, Perfekter Sitz (Lotus – Variation 2), Rumpfbeuge im Sitzen, alle Übungen, bei denen Sie auf Zehenspitzen balancieren müssen

Gesäß:
Bogen, Brücke, Heuschrecke, Kerze, Kobra, Liegestütz, Pflug, Rad, Schiefe Ebene, Seitliche Beinhebung

Gesicht:
Kerze, Pflug, Rumpfbeuge im Stehen

Hals und Kinn:
Arm- und Beinstreckung, Brücke, Fisch, Kniepresse, Kobra, Krähe, Pflug

Hüften:
Arm- und Beinstreckung, Bogen, Bogenschütze, Dreieckshaltungen, Heuschrecke, Ohr-zum-Knie-Haltung, Pferd, Pflug, Schiefe Ebene, Seitliche Beinhebung, Spagat, Spinne, Twist (Drehsitz)

Knie:
Arm- und Beinstreckung, Frosch, Lotussitz, Pferd, Rumpfbeuge im Sitzen, Twist (Drehsitz)

Knöchel:
Adler, Arm- und Beinstreckung, Dreieckshaltungen, Frosch, Hundestreckung, Kobra auf Zehenspitzen, Lotussitz, Pferd, Rad, Rumpfbeuge im Stehen, Schiefe Ebene, Tiefer Ausfallschritt

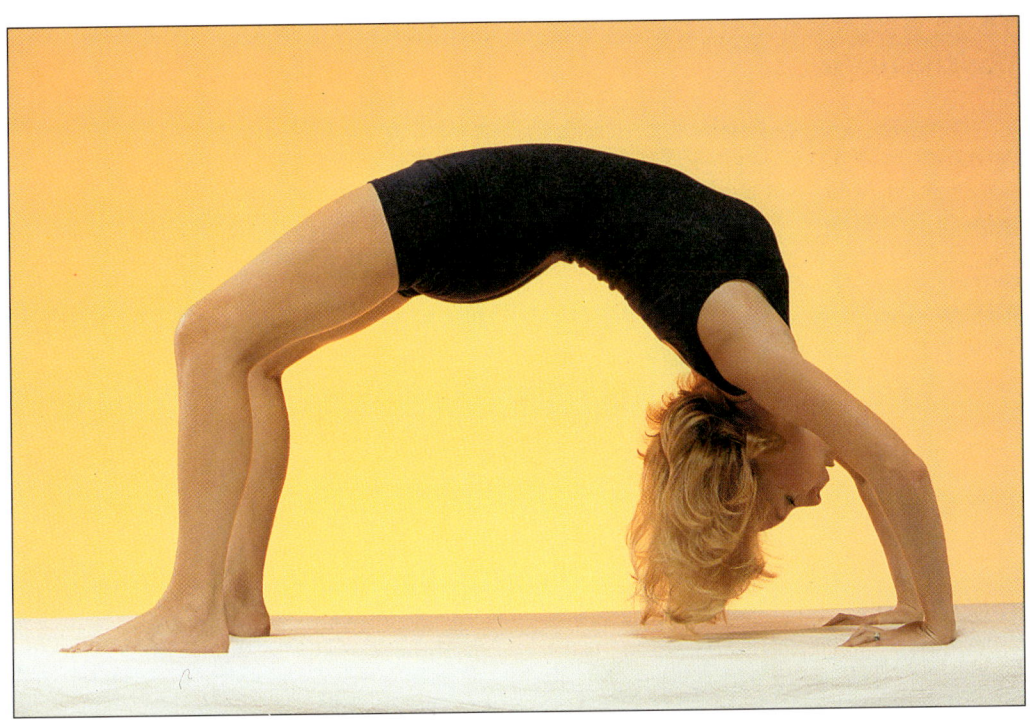

Lungen:
Kopfstand, Skorpion

Oberschenkel:
Adler, Arm- und Beinstreckung, Bogen-
schütze, Dreieckshaltungen, Gespreizte
Beinstreckung im Stehen, Liegender Held,
Perfekter Sitz (Lotus – Variation 2), Pferd,
Rad, Rumpfbeuge im Stehen, Schiefe Ebe-
ne, Seitliche Beinhebung, Spagat, Spinne,
Tiefer Ausfallschritt

Rücken und Wirbelsäule:
Bogen, Brücke, Marichis Haltung, Heu-
schrecke, Kobra, Lotussitz, Ohr-zum-Knie-
Haltung, Pferd, Pflug, Rad, Rumpfbeuge-
haltungen, Schildkröte, Skorpion, Stab,
Twist (Drehsitz)

Schultern und Körperhaltung:
Adler, Arm- und Beinstreckung, Bogen,
Hahn, Kobra, Lotussitz, Pflug, Rumpfbeuge
im Stehen

Taille:
Brücke, Dreieckshaltungen, Gruß an die
Sonne, Ohr-Knie-Haltung, Twist (Drehsitz)

Zehen:
Kobra auf Zehenspitzen, Liegestütz

Yoga gegen spezielle Beschwerden

Anämie:
Kerze, Rumpfbeuge im Sitzen und im Stehen, Tiefatmung

Arthritis:
Dreieck, Heuschrecke, Hundestreckung, Kerze, Kobra, Rumpfbeuge im Stehen, Twist (Drehsitz)

Asthma:
Arm- und Beinstreckung, Fisch, Heuschrecke, Kerze, Kobra, Kopfstand, Liegender Held, Rumpfbeuge im Sitzen und im Stehen

Bandscheibenbeschwerden:
Bogen, Heuschrecke, Kerze, Kobra, Rumpfbeuge im Sitzen, sämtliche Haltungen im Stehen

Bruch-Prophylaxe:
Spinne

Diabetes:
Fisch, Heuschrecke, Kerze, Pfau, Pflug, Rumpfbeuge im Sitzen, Rumpfverschluss, Twist (Drehsitz)

Drüsenfunktionsstörungen (endokrine, Hypophyse, Zirbeldrüse):
Kopfstand, Schildkröte

Erkältung:
Kerze, Kopfstand, Rumpfbeuge im Sitzen und im Stehen, Tiefatmung

Fersensporn oder schmerzende Fersen:
Dreieckshaltung, Hundestreckung, Kerze, Sitzender Held

Gallenbeschwerden:
Dreieckshaltungen, Heuschrecke, Kerze, Rumpfbeuge im Sitzen und im Stehen, Twist (Drehsitz)

Gewichtsabnahme:
Baucheinzieher, Bogen, Fisch, Kerze, Pflug, Twist (Drehsitz)

Gleichgewichtsstörungen und Haltungsschäden:
Adler, Hahn, Krähe, Rumpfbeuge im Sitzen, Skorpion, Spagat, Stab, Tiefer Ausfallschritt

Hämorrhoiden:
Bogen, Fisch, Heuschrecke (Boot), Kerze, Pflug, Rumpfverschluss

Herzbeschwerden:
Tiefatmung und Wechselseitige Nasenatmung ohne Luftanhalten

Herzklopfen:
Hundestreckung, Kerze, Kopfstand, Pflug, Rumpfbeuge im Sitzen und im Stehen, Sitzender Held, Tiefatmung, Wechselseitige Nasenatmung, anfangs ohne Luftanhalten

Hexenschuss:
Bogen, Heuschrecke, Kobra, Pflug,

Hoher Blutdruck:
Gespreizte Beinstreckung, Hundestreckung, Pflug, Rumpfbeuge im Sitzen, Wechselseitige Nasenatmung

Ischias:
Bogen, Gespreizte Beinstreckung im Stehen, Kerze, Kobra, Rumpfbeuge im Sitzen und im Stehen, Spagat, Spinne

Kopfschmerzen:
Kerze (3 Minuten oder länger), Kopfstand, Pflug, Rumpfbeugen im Sitzen und Stehen, Wechselseitige Nasenatmung ohne Luftanhalten

Kurzatmigkeit:
Sämtliche Atemübungen, Kerze, Pflug, Rumpfbeuge im Sitzen und im Stehen

Menstruationsbeschwerden und Funktionsstörungen der Eierstöcke:
Dreieckshaltungen, Fisch, Gespreizte Beinstreckung, Hundestreckung, Kerze (nicht während der Menstruation), Rumpfbeuge im Stehen und im Sitzen, Sitzender und Liegender Held

Müdigkeitserscheinungen:
Gruß an die Sonne, Kerze, Kopfstand, Pflug, Rumpfbeuge im Sitzen und im Stehen, Tiefatmung, Twist (Drehsitz)

Nebenhöhlenbeschwerden:
Kopfstand

Nierenbeschwerden:
Bogen, Gespreizte Beinstreckung, Heuschrecke, Kerze, Kobra auf Zehenspitzen, Ohr-zum-Knie-Haltung, Pflug, Rumpfbeuge im Sitzen, Rumpfbeuge im Stehen, Rumpfverschluss, Schildkröte, Stab

Plattfüße:
Frosch, Kerze, Sitzender und Liegender Held

Prostatabeschwerden:
Bogen, Hundestreckung, Lotussitz, Rumpfbeuge im Stehen, Sitzender und Liegender Held

Rheuma:
Kerze, Liegender Held, Pflug, Rumpfbeuge im Sitzen, Twist (Drehsitz)

Rückenschmerzen:
Sämtliche Haltungen im Stehen, Bogen, Kerze, Kniepresse, Kobra, Ohr-zum-Knie-Haltung, Rumpfbeuge im Sitzen, Rumpfbeuge mit gekreuzten Beinen, Rumpfverschluss, Seitliche Beinhebung

Schlaflosigkeit:
Gruß an die Sonne, Kerze, Kobra, Kopfstand, Pflug, Rumpfbeuge im Sitzen, Wechselseitige Nasenatmung

Sexuelle Probleme:
Heuschrecke, Kerze, Kopfstand, Liegender Held, Rumpfverschluss

Übergewicht und Gewichtskontrolle:
Dreieckshaltungen, Fisch, Gespreizte Beinstreckung im Stehen, Heuschrecke, Kerze, Kniepresse, Kobra, Pflug, Rad, Rumpfbeuge im Sitzen und im Stehen, Twist (Drehsitz)

Verdauungsstörungen:
Bogen, Marichis Haltung, Heuschrecke, Kerze, Kobra, Pfau, Pflug, Rumpfbeuge mit gekreuzten Beinen, Rumpfverschluss, Stab

Verspannungen:
Arm- und Beinstreckung, Gruß an die Sonne, Hundestreckung, Kerze, Kniepresse, Kobra, Ohr-zum-Knie-Haltung, Pflug, Rumpfbeuge (für Knie und Oberschenkel), Schwamm, Twist (Drehsitz)

Verstopfung:
Bogen, Bogenschütze, Dreieckshaltungen, Fisch, Kerze, Kniepresse, Kopfstand, Pflug, Rumpfbeuge im Sitzen und im Stehen, Twist (Drehsitz), Yoga Mudra (Symbol des Yoga – Lotus, Variation 8)

Zum gleichen Thema sind im FALKEN Verlag bereits erschienen:
Yoga für jeden (1277)
Yoga über 40 (1930)
Yoga für den Rücken (60117)
Yoga (60093)

Beachten Sie bitte die ebenfalls über den Buchhandel erhältlichen Videos
„Yoga über 40" (Nr. 6253, ca. 60 Min. Laufzeit, in Farbe, VHS)
„Yoga 1-3" (Nr. 6171, jeweils ca. 60 Min. Laufzeit, in Farbe, VHS).

Der Text dieses Buches entspricht den Regeln der neuen deutschen Rechtschreibung.

Dieses Buch wurde auf chlorfrei gebleichtem und säurefreiem Papier gedruckt.

Danksagung
Ich möchte meinem Lehrer Swami Shyam Acharya aus Kulu, Indien ganz herzlich danken für seinen liebevollen, weisen Rat. Ferner danke ich meiner Tochter Petra (Fotomodell) und Lena Bergeron, sowie auch besonders meiner Cousine Maria Kruse, die seit über 23 Jahren Yoga in Deutschland unterrichtet.

ISBN 3 8068 1880 0

© 1998 by FALKEN Verlag, 65527 Niedernhausen/Ts.
Umschlaggestaltung: Elisabeth Berthauer
Redaktion: Herbert Habicht
Übersetzung: Elke Habicht
Herstellung: Petra Zimmer
Titelbild und Foto Umschlagrückseite: Dave Dolsen, Vancouver, Kanada
Fotos: Mauritius, Mittenwald: S. 2 (ACE); **Silvestris GmbH,** Kastl/Obb.: S. 11 (A. N. T.); 128 (Glaser); 7 (Kuchelbauer); 127 (NHPA), 1 (Schneider & Will); alle anderen Fotos: **Dave Dolsen,** Vancouver, Kanada

Satz: FALKEN Verlag, Niedernhausen/Ts.
Druck: Ernst Uhl, Radolfzell

817 2635 4453 6217